伴，安寧

護理札記

難走的路，因為互相陪伴，似乎就不那麼苦了！

「為什麼跟說好的不一樣？」
這道問題的解答，我也不會。

我只能代替離開的人抱抱你，
讓我們都能夠再次想起彼此的愛。

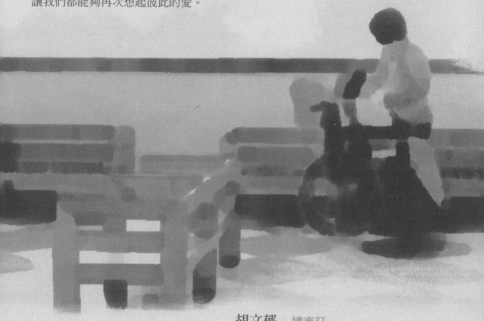

胡文郁　　總審訂
臺灣大學醫學院護理學系所主任暨所長
臺灣大學附設醫院護理部主任

汪慧玲、周思婷、姚佩妏、許佩裕
許維方、陳怡安、陳姍婷、陳新諭
葉惠君、蘇靖嵐　作者群

Contents 目錄 ————————————————

Part

1.

呐喊
這不是我想要的!

從病床那頭傳來的紛亂與掙扎,總是令人揪心,生死前線的照護現場,這樣的場景不會少見,從來無法給予最好的解決方案與答案。「這不是我想要的!!」卻是病人經常壓在心口的呐喊⋯⋯。

$\mathcal{C}ontents$ 目錄 ⸻

伴行，
在幽暗的路上

病床邊的漩渦裡，摻雜著各種牽掛、糾結，而在其中流動的愛串
起了一家人，緊緊交握的手，是生命中最美的風景。
伴著護著，是我們的承諾。

Part 3.
謝謝你，
讓我變得更好

這應該是我們最後一次見面。

我在門口深深地一鞠躬，謝謝你讓我學習到的，我很珍惜這段與你相處的時光，我會帶著這些感動與成長繼續為更多生命服務，謝謝你，再見。

推薦序一

護理是藝術，
安寧則是善的循環

當年余玉眉教授在「護理導論」課上，曾開宗明義地說：「護理是科學、藝術！」小小年紀的我，實在無法體會「護理是藝術」這句話。

二〇〇五年，亞太安寧療護國際會議的主題是「安寧療護，改變社會和人類的生活」，乍看讓我很驚訝，雖然那時我在安寧療護領域已經混了十年，知道安寧的好，但還不敢有那麼大的願景。

⊙ 安寧療護，改變社會和人類的生活

經歷了安寧病房十七年的經驗，退休後投入社區安寧靈性關懷，跟一群夥伴繼續我所愛的志業，看到無數的病人因為接受安寧療護而改變，加上本書案例的歷程，現在我更相信，「安寧療護，改變社會和人類的生活」。

「安寧療護」，不是每個人都喜歡的，包括病人、家屬，還有可能部分的醫護人員，一般人講到安寧療護會自動連結到死亡，因此安寧共照護理師去看病人時，必須遮遮掩掩說

自己是家醫科的護理師，深怕表明更精確的職稱時，會被推出門外。

安寧護理師的為難可想而知，但偏偏就有一群「不怕死」的安寧護理師，而這本書全都寫了下來，不被認同時：「總是得深深吸一口氣，穩定一下複雜的情緒，也給自己一些勇氣，好希望能為她做點什麼」；不如預期時，「覺得病人好像還在辛苦，自己似乎什麼都沒做」；「從出血聊到死亡、從骨灰罈聊到人生觀，這時一位女生拍了我的肩膀，不開心地說這裡是腫瘤科病房，大家是來接受治療的，你們講『善終』可以小聲一點嗎？因為這件事讓我收到了人生的第一張『病友投訴書』。」

◉ 病人家屬因安寧而改變，護理師也因此成長

安寧護理師的工作很不簡單，除了要能敏感的同理病人或家屬的情緒、想法、需求外，還要隨時反思覺察，例如：「我的心很亂，一時之間不知道怎麼面對眼前的僵局，再看一眼先前覺得是無效醫療的非入侵性正壓呼吸器（BiPAP）……，原本心裡草擬的說帖，一句都說不出來。」因為覺察而能隨時改變計畫。

當病人在加護病房完成婚禮，「婚禮進行曲響起時，我淚如雨下，此時的我不是『葉護理師』，我是三姊的朋友」；前後接觸兩天的小芮，共照護理師讓情緒近乎瘋狂的媽媽穩

定下來，「摸著小芮的臉，聲聲呼喚著：『寶貝，跟著菩薩去吧！謝謝妳來當我的孩子，媽媽好愛妳，我的寶貝，去菩薩那裡，讓菩薩照顧妳……。』」還有其他的案例，都讓我深受感動。

　　經過安寧護理師的關懷，病人改變了，家屬改變了，哀傷降低了，護理師也因此成長了，這份善的循環，見證了「護理是藝術」！

　　你我都可以是「安寧療護，改變社會和人類的生活」的推手，只要我們願意。

臺大醫院前緩和醫療病房護理長
王浴

推薦序二

護理學生及安寧緩和照護新手的學習典範

　　我很榮幸能應邀為這本書《伴，安寧緩和護理札記》寫序。

　　從當護理學生開始，老師就不斷地強調「護理是一門專業，是科學、也是藝術」，護理面對的是一個人「生、老、病、死」的生命歷程，預防疾病、維護健康、促進健康很重要；生病者，要協助其恢復健康；無法回復健康者，要協助其「安詳死亡」！

⊙ 安寧緩和照護，讓生死兩相安

　　畢業後，擔任兒科護理人員，不同年代，疾病型態不同，照護模式也不同。

　　一九五〇年代，疾病型態以感染為主，病童住院後，感染很快地被控制，約一星期就出院回家，照護上頗有成就感！

　　到了一九七〇年代，癌症病人漸漸增加，兒科病房也是一樣，身為兒科護理人員，感受到極大的挑戰，疾病治療方式與感染疾病截然不同：住院時間長，父母得長期陪伴；化學治療藥物的副作用大，照護不容易；癌症末期兒童的疼痛

控制、臨終照顧等都是全新的學習，其中，協助病童「安詳死亡」及協助父母接受病童的死亡，是最大的挑戰！

一九八一年，余玉眉教授擔任臺大護理學系主任時，申請一項國科會的研究計畫「癌症兒童對中國家庭的影響」，我參與了這項計畫，結果顯示癌症對中國家庭的影響是很大的，其中癌症末期的疼痛未能有適當的控制，以致病童去世後，影響父母的生活品質甚大！

癌症末期的兒童無法忍受疼痛，哀嚎著：「爸爸、媽媽，我快痛死了，快救救我！」、「我要回家！」當時，我們未能做到緩解癌症病童的末期疼痛，也未能圓滿其回家的願望，以致病童去世後，父母在睡眠中，常為此哀嚎，半夜驚醒，深深自責，難以再入睡。病童與父母，無法生死兩相安。之後，在美國 Ida Martinson 教授的協助之下，一九八二年成立了中華民國兒童癌症基金會，以提供癌症兒童及家庭獲得適當的照護為目標。由護理學系的教師與兒科醫師積極地探討各項照護模式、疼痛緩解方法及提供居家照護等等，在一九九一年的追蹤研究中，顯示癌症病童末期的疼痛獲得緩解及安詳死亡，是可以做到的！居家照護也獲得病童及其父母的肯定，從實際照護經驗中，深深體會安寧緩和照護的重要性！

◉ 敘述故事，臨終照顧的一環

一九九二至一九九六年，擔任臺大醫院護理部主任時，

院方配合衛福部的政策，希望在家庭醫學科病房（6A）成立安寧緩和病房，護理部極力配合。

我深信要有正式的安寧緩和病房，安寧緩和的醫療照護業務才能順利推展。

當時，特委請兒科王浴護理長擔任安寧緩和病房的護理長，護理學系胡文郁教授擔任督導長（現任護理部主任）。如今，已逾二十年，在醫護共同的努力下，安寧緩和醫療照護、共照制度及居家照護發展得很健全。

安寧緩和照護人才的培育及其照護實力，由本書作者的「敘述故事」可以看得出來！

「敘述故事」在臨終照顧上是很重要的！人生中總是免不了死亡，但生命消逝前，總是有那麼一些感動人的場景，讓人難以忘懷。從敘述的角度，臨終病人說出了他／她的生命故事及需求，護理人員講述了她們與臨終病人及其家人的互動、溝通再溝通，一直到達成照護目的的過程。

本書每篇都是一個很獨特的生命故事，有其獨特的文化、信仰背景。每一個故事都是很真實的將照護過程敘述出來，從敘述故事中，可以看到溝通的藝術表露無遺。

從敘述故事中，可以看出護理人員如何盡全力提供臨終病人及家屬做到五全照顧：全人（身、心、靈）、全家（以病患及家屬為中心）、全程（從開始接觸到病患往生以後）、

全隊（專業的醫療團隊照護病患及家人的身、心、靈需求）、及全社區（落實去機構化的照護）。

整個過程的運作以病患為主，家屬為輔，且為個別化，醫療人員則是協助者的角色，協助患者安詳、有尊嚴地走完人生最後一程，生死兩相安。

本書可作為護理學生及安寧緩和照護新手的學習典範！

國立臺灣大學護理學系名譽教授
中華民國兒童癌症基金會董事兼秘書
陳月枝

推薦序三

安寧護理師，
病人與家屬的守護天使

　　《伴，安寧緩和護理札記》是一群臺大醫院的安寧護理師，記錄了他們在病人照護過程中親眼所見、親身經歷的故事。

　　安寧緩和照護不單只是照顧病人，也需要照顧病患的家人，因此安寧護理師們不只是這些故事的敘事者、參與者，更是陪伴病人與家屬在醫院面對人生重大抉擇與時刻的家人。

◉ 發生在醫院，你我身邊的故事

　　他們有時是照顧者的情緒出口，有時是病人與家人間的溝通橋樑，有時又是病人的圓夢推手。安寧緩和團隊，是病人及家屬在臨終前最親近的人，所有的情緒、話語，在病人臨終前都無所遁形，他們就像是病人臨終前的守護天使，守護著病人與他的家屬，為的就是讓臨終的病人走得安心、家屬的內心也能獲得一絲安慰。

　　書裡其中一篇故事，性格豪邁的虎哥，罹患的是食道癌，雖然動不動就出口成「髒」，但他卻是個愛家、愛妻、愛子

的好先生、好爸爸。在他的筆記本上，留下這樣一段話：「如果能讓病情比較好，就做；但如果只是留著一口氣，那就讓我好好走！」

病情已到末期的他，不想拖著病軀，更不願拖累家人，讓妻子除了工作、照顧年幼的三個孩子外，還得照顧他、擔心他。虎哥想要優雅地、帥氣地走，這是他留給家人最後的溫柔。

這些發生在醫院的故事，不同於一般的小說，有著我們都期待的好結局，因為進入安寧緩和照護，最後的結局往往就是死亡。但即使如此，我們能不能期待並且相信，死亡也可以是美好的告別，也能成為一個好結局呢？

◉ 省思死亡，推動《病人自主權利法》

當然，如同書裡所說：「不是每一場告別都像秋天的落葉一樣美麗又從容，總是留下無限美好的感受……。」

在醫院裡，有多少病人在臨終前，還不知道自己將不久人世；多少家屬在病榻旁爭執，要不要繼續使用加工的方式維持病患生命，還是要放手讓摯愛之人離開；又有多少個獨自扛下照護壓力的照顧者，身心總在崩潰的邊緣徘徊？這些情節每天都在醫院上演。

十九歲那年，我被確診罹患罕見疾病「三好氏肌肉萎縮症」。當時，醫生告訴我這種病「無藥可醫」，並且「以後

會癱瘓」。從那之後，全身的肌肉開始變得軟弱無力，漸漸地，我連生活都無法自理了。

身為一名失能者，我比一般人更早思考死亡課題，於是我問自己：「在癱瘓之前，我要成為什麼樣的人？在癱瘓之後，我又該怎麼辦？」從那刻起，我決定不要浪費生命的每分每秒，要全心投入生命議題，積極為弱勢族群發聲。其中在擔任立法委員時期制定的《病人自主權利法》就是希望讓每個病人都能有尊嚴地活著，並有尊嚴地善終。

◉ 善終，安寧照顧的終極目標

《病人自主權利法》最核心的價值，在於保障病人的知情權、選擇權及決定權，讓每個人都可以在意識清醒的時候，與家人一起到醫院完成預立醫療照護諮商，事先與家人一同討論自己的醫療照護意願、想法，並簽署預立醫療決定，預先為自己做好醫療決定。

將來若遇到五種重大病情，醫師就可以依照你的醫療意願來照顧你，不用將這最困難、最痛苦的決定，留給你心愛的家人。

在書中「安寧緩和療護箴言：給病人的心裡話」，也是我這些年來，一直努力想要告訴大家的事：「盡早與你的家人討論醫療照護規畫、現在就要開始完成那些重要的小事、完成四道人生（道謝、道愛、道歉、道別）。」別讓自己的

人生留下遺憾。

安寧照顧的目標是善終，但其實善終並沒有標準答案——沒有「最好」的決定，只有最「適合」的決定，而讓走的人放心，讓留著的人安心，就是最「適合」的決定。

在此我要特別感謝參與這本書的每一位護理師以及胡文郁老師，在忙碌的工作中，將這些發生在醫院中的故事紀錄下來分享給大眾。

他們參與其中，發現問題、認真反思，且勇敢地走上制度改革與文化改造的旅程，因此他們照顧過的每一個病人的生命故事，都成為了社會進步的養分與力量。他們是病人的家人，是花園的園丁，是我們尊敬的護理師。

病人自主研究中心執行長
立法院榮譽顧問
楊玉欣

推薦序四

專業陪伴正是愛的力量

　　那天我的安寧緩和醫療門診來了一位瘦弱的中年婦女，由兩位女兒陪同前來，病人顯得非常緊張、害怕不安，兩眼一直望著我。

死亡課題，一生中最困難的挑戰

　　我輕聲問她：「您還好嗎？有什麼不舒服嗎？有什麼需要幫忙嗎？您目前情況如何？您今天怎麼會來跟我見面呢？」不論我嘗試用什麼方法開啟對話，她總是兩眼直視著我，無助、無奈的表情不言而喻。

　　最後女兒忍不住，幫媽媽回答：「媽媽很緊張，在外面等候時已經吃了鎮靜劑，但還是很緊張。」

　　女兒還不停地催促媽媽：「妳有什麼不舒服，要趕快跟醫師說啊！」病人還是靜靜地坐著，兩眼直視著我。女兒接著回答：「當腫瘤科醫師幫媽媽做治療，不到幾次，媽媽就覺得受不了了！要求停下來，讓她早一點走了吧！但是當醫師停下治療，媽媽又抱怨醫師放棄她了！我們實在不知道怎麼辦？醫師就請我們來找你。」

　　從以上簡單的例子，可以深刻體會面對死亡的威脅，不僅對病人是相當困難，也造成家屬相當大的影響，同時也讓醫療人員感到困難。

　　但是面對死亡終究是每一個人必須面對的課題，也是每個人一生當中最困難的挑戰，因此提供生命末期病人安寧緩和醫療的照護，其重要性不言而喻！

⊙ 安寧緩和醫療，陪伴病人圓滿人生旅程

　　安寧緩和醫療是一種專業的溫馨關懷和陪伴的過程，醫療團隊人員透過關係的建立，持續陪伴病人圓滿人生旅程。

　　陪伴過程包括治療方法的選擇、症狀控制藥物的選用等；面對病情惡化的心理情緒反應，如焦慮、憂鬱、無助、失落、憤怒的調適；家庭社會角色的改變及家庭經濟等支持；緩解靈性困擾，如尊嚴受損、不甘願、捨不得、放不下、心願未了、害怕、恐懼等。

　　更重要的是，在陪伴過程中，協助病人及家屬做面對死亡的準備，包括藉由生命回顧，讓病人肯定自己；提供機會化解病人與親人朋友之間的衝突；協助完成心願；提供病人與家屬道謝、道愛、道歉、道別的機會；繼而帶動心靈的成長，啟發感恩心、慈悲心，讓病人對未來有希望，都是非常重要的陪伴照護過程。

　　《伴，安寧緩和護理札記》作者是一群愛心滿滿的安寧

緩和團隊護理師，以豐富的臨床經驗，描述照顧病人的陪伴過程，刻畫入微，栩栩如生，每一則都是感人肺腑的生命故事。即使在重病威脅，病人及家屬極度不安的情境下，能讓一個病人圓滿離開人生的舞台，家人能夠安心，實在發人深省！

唯有在愛的力量下，才能創造這些令人感動的生命故事，不僅留在病人及家屬心中，更深深烙印在醫療人員的心中。

本書不僅是一般民眾生命教育的好題材，更是醫療人員學習陪伴生命末期病人的必要參考書。讓我們藉由別人的經驗，學習自己如何面對死亡、學習陪伴家人面對死亡。這是一本不可多得的好書，鄭重推薦給大家！

臺灣安寧緩和醫學學會理事長
臺大醫院家庭醫學部主任
蔡兆勳

推薦序五

拿針頭的文學家

　　我們從小就讀過很多精彩的父親與母親的故事，林良的《小太陽》那個回家之前會把所有不滿丟在門外，笑臉迎向女兒的父親、朱自清《背影》裡那位長袍馬褂、步履蹣跚攀爬月台的肥胖老父、黃春明《兒子的大玩偶》裡背著廣告看板的三明治多桑，或是張愛玲《傾城之戀》所描繪，十幾歲的小女生在人群走失，隔著雨淋淋的車窗拼命尋找的母親、當然，還有龍應台《大江大海》故事中一肩扛起一切的媽媽。

　　張愛玲、龍應台、黃春明、朱自清、林良都是文學大師，一生耗盡日月案頭耕讀，手上握著鋼筆，雙眼分秒流轉，雙耳不放過蝴蝶飛舞的細微聲音，方能成就一幕又一幕蓮花燦爛的人物。閱讀文學大師的作品，自然要沐浴更衣，端坐捧讀，最好再泡上一壺上等的金萱烏龍，以恭敬純淨的心情，迎接曼妙的文字旋律。

　　當您打開《伴，安寧緩和護理札記》的那一刻，不論您是在誠品的書架前面，或是家裡的書桌前，甚或是就寢之前半身在床邊、半身伸手拿起床頭櫃的這本書，大概，不會期待這是一本文學大師的生命著作。

　　這的確是我受文郁主任之命，為本書寫序時的想法，作為一年書寫三十餘萬字、眼下流過千萬文字的總編輯，我對本書的預期是，它是第一線的安寧護理師們留下的傳道故事，她們專業，對眼前每一位患者充滿熱情，分秒謹守「協助醫師診治，務謀病者福利」的誓詞，本書的作者群為人女、為人妻、為人母，日夜辛勞分秒不得喘息地救助患者，在丈夫與女兒安然入睡之後的深夜，還打開書桌前的檯燈，熬夜燃燒自己，期望把她們的理念傳遞給更多的朋友，引導朋友們窺探生命旅途的最後一段，協助大家陪著父母離苦得樂，安心的走向更好的世界。

　　但是，當我拿到書稿之後，我卻立刻體會到《伴，安寧緩和護理札記》不只是一本札記，十位護理師所寫的十八篇故事，我看到了朱自清父親的身影，聽到小女兒走失在雨中尋找媽媽的哭喊，這些故事，都有林良為女兒遮擋所有風雨的細膩，都有龍應台在大江大海裡才有的勇氣。

　　我不知道這群拿著針頭的白衣天使，是怎樣寫出這十八篇令人動容的故事，針頭流出的藥水，竟然幻化成叫人落淚的生命故事，我猜，她們大半只在中學讀過朱自清的《背影》，她們的個性，肯定不愛文學院女同學那種為賦新辭強說愁的遊戲，甚或，天天面對死神的她們，個性應該更為果決，更有那種直指生命的力量。曾經擔任雜誌總編輯的我，被她們

針頭寫出的故事，徹底感動了。

感動到流淚，或許是我這一陣子比較弱吧！當我在寫這篇序言的時刻，我的父親，二十五年次、白手起家、一生堅忍的父親，正在度過他與死神奮鬥的第三六五天。他在去年此時，因為 A 型流感來到臺大醫院的急診室，我們當時都太輕忽了，我在除夕的下午載著父親去醫院，原本只想拿個感冒藥就回家吃年夜飯了，媽媽、弟弟、媳婦、還有孫子孫女們都圍爐在大圓桌，整桌的年菜熱騰騰的等著阿公回家開動，沒想到進了急診就帶了氧氣罩，沒多久血氧就掉到六十幾，接著就被迫插管，到了人家在外面放鞭炮的時刻，值班的住院醫師來提醒，要我們準備父親要接葉克膜來保住最後一口氣。

我們當然還沒做好準備，幾個小時前，我的父親還是健步如飛，每天清晨五點半都去後山的校園快走四十分鐘的健康老人，即使是載他去臺大醫院的路上，他還在說家裡那一大片草皮與花園，他應該可以除草、剪樹枝到九十幾歲，他還在問那個他最疼愛、已經二十七歲的長孫，女朋友是否穩定，何時讓他做阿祖，怎麼才幾個小時、一個感冒、就讓我看到死神的黑袍，這個事情，不能接受，絕對無法接受。

但是，經過了一年的奮鬥，我的母親、弟弟、妹妹、還有媳婦與孫子們，都陸續完成了該做的功課，五十幾年前媽媽與爸爸用了十個月，來迎接我與妹妹、弟弟的出生，我們

也用了一年，做好歡送爸爸前往更好世界的準備了。這門功課，從來沒人教過，您們也不需經歷我的震撼，只要細讀《伴，安寧緩和護理札記》，就會懂得的功課。

《伴，安寧緩和護理札記》是一本用生命寫成的故事集，是所有父親與母親的背影，是為人子女必讀的功課。

《今周刊》創刊總編輯
燃點公民平台創會理事長
蔡致中

溫暖
推薦語

依姓名筆畫排序

　　每個人必經的人生大挑戰過程中，有許多像珍珠的眼淚，有著護理師的溫暖陪伴。

——臺大兒童醫院兒童胸腔加護醫學科主任　**呂立**

　　我相信：醫師的成長，是踏著病人的血與家屬的淚前進。

　　因此，從擔任住院醫師開始，不論是成功或失敗的案例，都深入探究其原委，為的是：同樣的錯誤不要再犯第二次。

　　然而數十年之後，我發現：有些病人的血與家屬的淚，未必源於技藝不夠精進，而是沒有得到完美的句點。

　　原來，成長之路是那麼崎嶇而漫長，要學習的絕不只是知識和技術。

　　不變的是：同樣的錯誤不要再犯第二次！

——臺大醫院心臟內科主治醫師　**李啟明**

　　安寧緩和醫護如溫暖和風，讓生命春草年年綠，感恩！

——立法委員、臺大醫學院教授　**邱泰源**

在困頓中注入一絲勇氣，而心與心相近的時刻──見到了點點溫暖的陽光。

──臺大醫院緩和醫療病房社工師 吳家鳳

一個最黑暗的時刻，也是一個最光明的時刻；一個絕望的時刻，也是一個充滿盼望的時刻。

慈愛的天父為我們預備了天上永恆美好的家鄉，你不過先走一步，我隨後就來與你在永恆相會。

──臺大醫院牧師 吳傳健

摯愛的人放心離去，您安心地道別，且看安寧緩和護理師的細訴。

──臺大醫院護理部副主任 林綉珠

陪伴末期病人是人生的歷練與智慧。

──臺大醫院緩和醫療病房主任 姚建安

心裡放下，才是真正的安寧。安寧護理師無私的陪伴和關懷，讓病人完美地走完人生旅程。

──臺大醫院院長 陳石池

在末期病人照護中，最不容易的是一直保有慈悲的心，努力用專業與愛去修補每個不完美的結局。但在這本書中我看到了……。我親愛的安寧公主們，妳們讓我驕傲！

——臺大醫院緩和醫療病房護理長　**許美柔**

跟妳們一起奮鬥，讓我相信這世上真的有天使。

——臺大醫院腫瘤醫學部化學治療科主治醫師　**許駿**

有幸與一群天使般的安寧團隊一起共事，人美心更美的護理師們，一路走來始終保有初衷，一點一滴的努力，陪伴著臨終病人與家屬，參與了他們生命的一段，從真誠無私的互動，面對生命不確定的恐懼，彼此相互支持陪伴，寫下美麗又動人的故事，留下這短暫又永恆的瞬間。

——臺大醫院護理督導長　**陳幼貴**

無論是身心煎熬的臨終病人，或是被牽掛的家人，這群有著堅強翅膀的安寧天使，用溫柔且堅定的信念，一一完成病人及其家人的心願，故事的結尾雖然是淚水代替了掌聲，同時也將陽光帶進幽谷。

——臺大醫院新竹生醫園區分院護理部主任　**陳瑞儀**

這是一本透過文字，分享安寧照顧的溫馨與血淚的好書。

——蓮花基金會榮譽董事長 **陳榮基**

〈現代觀音序〉

佛說：人有八苦，生苦，老苦，病苦，死苦，怨憎會苦，愛別離苦，求不得苦，五蘊熾盛。本書每一分享的臨床個案，敘說家庭親密關係、生離死別的悲痛，是八苦的寫照。由臺大家醫部安寧病房、共照和居家護理師們娓娓道來，令人不禁感動落淚。

死亡恐懼與生俱有，來自過度的本能反應，需要專業護理師去撫慰陪伴。她們這一群白衣天使，是佛說的觀世音菩薩，透過靈性關懷來破解無明，普度眾生的。做為安寧緩和照護團隊的一員，為她們的奉獻感到驕傲。

換言之，這是一本血淚交織、親情湧現，呈現安寧護理光輝的好書。十八篇記事震撼人心、令人不忍釋手，值得推薦，特予為序。

——臺大醫學院家庭醫學科名譽教授 **陳慶餘**

因您相伴，護理不再遺憾無力面對病人的痛楚與其親人的哀慟。

——臺大醫院護理部副主任 **黃月嬌**

　　每篇札記，真實細膩地呈現護理專業與護病真情的交融及體悟；當面對病痛與死亡，如何無憾，甚至心滿意足，每個故事都給了我們啟發與盼望。人生一回，生死切身，值得一讀！

——臺大醫院臨床心理中心主任　鄭逸如

　　身為工作夥伴，每每看妳們在有限的工作時間與病患的需求中掙扎難擇，最後又往往捨卻自己的家庭時間傾聽陪伴一個個無助徬徨的心；手中的鍵盤疾敲不停，早已過了飯點的冷便當，一通通電話問著：怎麼還沒回家？我看在眼裡、疼在心中，同時也被暖暖地感動著！

　　這裡每個故事都有妳們的努力與真心，妳們的成長與承擔讓我引以為傲、引以為榮。

——臺大醫院臨床宗教師　釋滿祥

審訂總序

走進病人生命的 共在好夥伴

　　每逢除夕前一天的小年夜，承襲夫家傳統習俗，總會請假拉著菜籃陪婆婆上傳統市場辦年貨並祭祖，是我近三十年來為人媳婦的角色，今年卻因臨時被通知要召開「新冠肺炎（原名武漢肺炎）」疫情會議，竟一時也亂了套！

　　醫院戒慎的準備程度，宛如十七年前 SARS 防疫再現，每天「召開疫情會議、盤點防疫物資、調控護理人力以及巡視檢疫病房……」等防疫工作，不斷地夾雜在整個年假期間。電視新聞重複播放「口罩之亂、中國部分地區封省、醫護人員感染、病人死亡以及遺體火化……」等畫面，疫情升溫的系列報導相繼出現，人類感受到生命威脅，整個社會被莫名而又深層的死亡恐懼氛圍籠罩著，似乎也嗅到了那麼一丁點安寧緩和療護──生命教育的需求。

⊙ 護理初心，串起了動人的生命篇章

　　院長室召開疫情晨會甫結束，手機來電鈴驟然響起，電話那頭傳來希望我能參加心臟衰竭病人的「安寧共照會議」，

年假前已答應心臟科李教授會出席，即刻前往，路上巧遇安寧共照護理師（慧玲）催促我為此書寫序！

會後，折返辦公室，瞥見主任室沙發，剎那間，我的思緒瞬間跌落至過去一年來，安寧緩和護理師們就是在這張長沙發上，向我吐露她們的心聲，很想把照護末期病人的經驗，撰寫成書與一般民眾分享，卻煩惱繕打文稿的財源而前來尋求協助，看著她們熱切的臉龐，致中（燃點公民平台創會理事長）的身影浮現眼前，立刻想起前一天他坐在相同沙發椅座，述說著年節期間照顧住院父親的種種經歷，我立刻撥了電話，很感恩他二話不說地就慷慨應允解囊贊助。

我們就在「會議、上課與臨床工作」繁忙業務的空檔，珍惜這難得的因緣——週二午餐約會，大夥兒此起彼落地敘說與分享著照顧病人的點點滴滴……，有機會陪伴著護理師們共同串起本書一篇篇的個案故事，是個很幸福的經驗。

⊙ 師長風範，愛的延續並以痛苦為師

安寧緩和護理是一門能令自己和他人感動的志業。感恩三十幾年前，就讀臺大護理學系期間，余玉眉主任推動「護理行為過程紀錄」的臨床實習作業書寫經驗，讓我有機會透過書寫一篇又一篇病人的照護歷程，反思個人的護理經驗，啟迪了我對病人照護的敘事力。

大三內外科護理學的課堂上，聆聽趙可式博士學姐講述

她臨終病人的照顧經驗，深深地吸引了我，埋下投身安寧緩和療護的種子；爾後，陳月枝教授擔任臺大醫院護理部主任期間，讓我參與臺大醫院設立安寧緩和醫療病房，陸續協助衛福部撰寫與執行安寧居家與安寧共同照護模式之試辦計畫，有幸發揮所學，浸潤在護理前輩們的專業風範與身教，護理關懷（Caring）的理念悄然烙印於心。

羅素說：「推動我生命的力量有三：情愛、知識以及人類苦難無可忍受的關懷」。從照護臨終病人而習得累積的種種經驗與資糧，讓我能敏感病人的痛苦。每當閱及「面對人類苦難無可忍受的關懷」的字眼，內心總會被觸動得淚眼盈眶而不能自己。

我常思考「什麼是我生命中願意去付出與關懷的人類苦難呢？」當我深切地體悟護理的真諦是需要以行動在「臨床實務」中實踐，才能真正感受與敏感病人的痛苦與需求。兼任醫院護理行政工作期間，進行團隊溝通、協調與跨域合作，努力嘗試著將課堂所學實踐於臨床，盡心扮演好每一個被託付的角色並完成任務，我很清楚那就是我人生的蘭巴倫。

如今，護理同仁們想透過敘說照護個案的故事，撰寫本書分享她們與末期病人及家屬互動的生命經驗，寫出照護過程中的美麗與哀愁，期待讀者能從故事中體認每個家庭的個別性，進而理解並尊重現實生活中每個人的想法；也期許自

己能永不放棄地與臨床護理夥伴們陪跑，一起走過照顧病人的晴天和雨天，讓她（他）們看見病人與家屬的需求，社會大眾對安寧緩和療護多了解一些，也讓故事中主角的心路歷程被看見，並感受到護理專業的角色與溫暖。

◉ 病人苦難，看見自己的護理責任

臨床實務常存在著一些不確定性的醫療情境，當病人面對死亡，家人與醫療團隊成員同時也身處死亡的情境，大家總是克盡職責地展現出護理專業的堅持，護理真是一個看似平凡卻不平凡的工作。有些時候病人的痛苦症狀無法完全緩解，有時無法成就病人的心願，照護的成果也不如預期的「完美善終」。

一路陪伴的過程，我相信醫療團隊均已竭盡心力，並將每個磨練與挑戰轉化成正向的能量，學習坦然接受醫療照護的極限。護理師在「每位末期病人的需要上，看見自己的責任」，雖然平凡卻一直做著不平凡的事，真的值得鼓勵她們將護理生涯的高峰經驗，書寫出來與大家分享。

本書的每個故事，均取材自安寧緩和醫療病房、安寧共照及安寧居家護理師們真實的照護過程，從護理角色觀點，挑選自覺印象深刻、不安或無力感等感動經驗，為了讓讀者容易閱讀，盡量減少過多醫療專業情境的描述，採用較平易近人的「故事敘說」方式，呈現個人及家庭的獨特性。

不過說老實話，初次閱讀文稿時，看著 A4 紙上一行又一行充滿「邏輯、理性及專業」照護歷程的陳述，宛如閱讀病歷上的「護理紀錄」，平鋪直敘的感覺又好像在批改「護理作業」。當我好奇或再深入的提問時，她們比手畫腳地敘說當下照護的情境，臉上多變的表情與眼神，反倒深深地吸引著我。

透過一次又一次的對話、反思與編修後，我發現了一件事，護理師在臨床緊急或忙碌之餘，經常忽略了內心深層的感受，或看見自身與他人的情感需求，以及自我反思與成長。

◉ 敘事護理，啟迪護理的熱情與使命

爾後，我看著文稿，聽著她們敘說，透過反覆地對話與討論，慢慢地，平鋪直敘的文句，增添了護病與家庭間情感的流動、語言／非語言的行為及文化環境脈絡等描述，讓整個個案故事產生了立體感，我看見了護理師們眼裡散發著對末期臨終病人及家屬無私的「愛與關懷」，更感受到她們敘說照護病人歷程時，那份無盡的「包容與悲憫」，以及對護理的熱情、成就感與使命感，好幾回感動得兩行淚水忍不住地爬滿臉龐，或許這就是「敘事護理」的魅力所在。

本書羅列了十八篇故事，每篇故事都能看見護理師對所提供照護的所思所想，簡分三部分。【Part 1：吶喊】著重「病人」本身的自主意願與生命末期之生活規畫；【Part 2：伴行】

著重「家人」的照顧負荷與自我照顧；【Part 3：謝謝你，讓我變得更好】著重「醫療團隊人員」於照護過程的感動與成長。每一篇故事或多或少都橫跨上述三個面向，難以清楚切割，因為每位病人的照護及善終，都是「醫療團隊人員專業照護、家屬用心陪伴以及病人」的共同成就。

　　每輯故事之後，我們將護理師臨床照護經驗的一些心裡話，彙整成三篇「安寧緩和療護箴言」，期盼透過簡短的資訊，提供「病人、家人及照顧者」，在選擇疾病末期療護過程之各項適切醫療決策或照顧模式之參酌。

◉ 檢視初心，愛的叮嚀點滴實踐安寧

　　臺大安寧緩和醫療病房在陳榮基副院長積極推動下，成立迄今已二十多年。成立之初，家庭醫學科陳慶餘主任帶領醫療團隊——邱泰源（病房醫療主任）、周玲玲（社工主任）、擔任護理督導長的我，以及美玲／秀月兩位護理師，一行五人，一起前往英國倫敦國王學院接受安寧緩和醫療短期培訓（經費由蓮花臨終關懷基金會贊助）。猶記授課老師在最後一堂課，期許我們隨時檢視並反思推動安寧緩和醫療的初心與動力，語重心長地送給大家以下四句箴言：

　　一、「什麼是可以使用的（What is available?）」，而非「我缺乏什麼（What is lacking?）」。

二、「我可以貢獻什麼來促進我可以使用的（What can I contribute to improve what is available?）」，而非「什麼會阻止我們提供安寧緩和療護（What prevents me delivering palliative care?）」。

三、「我如何善用可以使用的（What can I best use what is available?）」，而非「資源要從哪裡來？（Where will the resources comefrom?）」。

四、「什麼可以支持我（What will sustain me?）」，而非「我們如何得到認同（How shall we gain recognition?）」。

我們常自問當下所擁有或可以使用的資源為何？用心且一點一滴如實地去做，無需等到所有的資源俱足或被認同，才要開始或推展安寧緩和療護，終身受用的話語，在此與大家分享，共勉之。

◉ 積極謙卑，陪伴是堅定悲憫的溫柔

拋開傳統審訂本書的心態，此時此刻，再度用心翻閱與細嚼本書每篇個案故事，隨著護理師們字裡行間流露的使命感以及勇於承擔的柔情，內心再度悸動。陪著她們追尋人生自我實現的路上，不斷地學習與自我超越，也提醒自己莫忘投入護理這一行的初衷與熱情。

我深信：「凡努力過必留下痕跡；凡用心過，必發生影響。」願彼此能用更積極的作為與謙卑的態度，「提高燈」照亮更多需要的人。

最後，我還是忍不住叮嚀護理好夥伴們，在臨床為病人努力付出的同時，也要好好地照顧好自己的「身心靈」，咱們共創一個溫暖與互相關懷與理解的文化：讓每天的日子，都是這樣的「獨特與不平凡」。

臺灣大學醫學院護理學系所主任暨所長
臺灣大學附設醫院護理部主任
胡文郁

本書為護理師陪伴病人的故事改寫而成，為顧及病人與家屬隱私，書中皆採用化名。

呐喊

這不是我想要的！

　　從病床那頭傳來的紛亂與掙扎，總是令人揪心，生死前線的照護現場，這樣的場景不會少見，從來無法給予最好的解決方案與答案。

　　「這不是我想要的！」卻是病人經常壓在心口的呐喊……。

01

不要對他說……

當一個人身體出了明顯的變化，卻沒有人向他說明時，會是什麼感受？

當他的世界唯一的風景只剩下天花板時，心情會有多麼低落……。

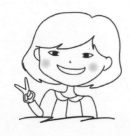

文／蘇靖嵐　護理師

第一次見到阿助伯，是一個讓人昏昏欲睡的午後，我坐在居家辦公室裡，兩眼無神地盯著電腦，正在進行無聊的文書作業，此時交誼廳傳來宏亮的歌聲，穿過我的耳朵，一時間睡意全消了。

「是誰在唱歌？」

與同事面面相覷，想不出來安寧病房裡誰有這麼好的肺活量，悄悄地打開門，看到一個胖胖的阿伯半坐在病床上，右手緊緊握著麥克風，左手配合著音樂節拍不斷打著拍子，閉著眼忘情地唱歌的模樣顯得非常陶醉。

◎ 有力的歌聲，無力的雙腳

之後的兩個多禮拜，幾乎每天，我都默默關注著阿助伯，期待他圓圓胖胖的身影出現在交誼廳，喜歡看他瞇著眼睛引吭高歌的模樣。

那時的阿助伯氣色紅潤，看不出來是個肝癌病人，中氣十足的歌聲裡，聽不出這樣的身體曾經歷多次手術、電燒，甚至已經有了嚴重的骨頭轉移，只能在床上度過餘生。

住院醫師忙著整理阿助伯的居家醫囑單【註】，告訴我：「阿助伯出院後要去護理之家，麻煩請妳再去看他。」

「是那個愛唱歌、臉圓圓，笑起來眼睛會瞇成一條線的

可愛阿伯嗎？」

我很興奮終於有機會可以跟阿助伯近距離接觸，此刻的我完全像個粉絲，已經開始想像跟阿助伯在機構相見歡的樣子。

那是一個溫和的午後，我和醫師來到一棟位在市區的大樓，通過層層關卡，終於進入護理之家，乾淨寬闊的交誼廳裡有大片的窗戶引進日光，住民們三三兩兩或坐或臥在窗前享受日光浴，這是家人為阿助伯精挑細選的地方，知道他在這裡可以得到良好的照顧，我跟醫師相視一笑。

走廊盡頭的雙人房裡，阿助伯正閉著眼睛呼呼大睡，不時發出輕微的鼾聲，大女兒坐在一旁正在幫阿助伯按摩小腿。我們的到來，打斷了阿伯與女兒的恬靜午後。

阿助伯原本還睡眼惺忪，在知道我們是安寧病房來看他的醫護人員時，立即展露招牌的咪咪笑眼，親切地向我們揮手打招呼，看到阿伯依舊活力十足的樣子，我們知道症狀都

【註】

安寧居家護理：當症狀穩定獲得控制時，醫護團隊會指導主要照顧者居家照顧技巧，讓病人可以出院返家，每週安寧居家團隊去家裡探視或電話追蹤，協助解決照顧上的疑問，評估病人身體狀態，需要時做藥物調整，並給予病人及家人心靈支持與陪伴。

受到控制而放心不少，在與女兒約定下次訪視時間後，便與醫師準備離開，前往下一家訪視。

看到我們要走，阿助伯皺了皺眉頭用台語跟我們說：「開完刀後攏未使走路，甘ㄟ凍轉去病院復健，練習落床行路？」阿助伯提出復健要求。

我在口罩後偷偷地深吸一口氣，狐疑地與醫師互看一眼，示意著：「阿伯不知道自己的狀況嗎？」

醫師也瞪著眼疑惑地回望我：「我怎麼知道阿伯不知道自己下不了床了？」

正與醫師擠眉弄眼、交流意見之際，眼角的餘光發現，女兒也正在焦急地向我們眨眼，使眼色……。

「不要告訴他！」我即時收到女兒無聲的訊息。

◉ 拜託你們，不要讓我爸知道

收到女兒發出的強烈訊號，便顧不得回應阿助伯的期待，我與醫師心虛地安撫著阿助伯，之後趁著護佐來幫阿助伯換尿布，女兒便將我們拉到交誼廳，一副想要跟我們好好聊一聊的樣子。我只好壓下想要前進下一個案家的衝動，深深吸了一口氣，告訴自己不要急，於是我們在交誼廳的沙發上，坐了下來。

「我希望，你們不要讓我爸知道他不能走路了！」

女兒急切地表達她的訴求，她告訴我們，阿助伯對自己身體狀況進展，僅止於「生病了」，詳細的細節、未來有可能要面對的狀況，他並不曉得。

「我爸是個負責任、顧家的人，我怕他會覺得拖累我們，如果知道再也站不起來，他會失去求生意志的！」

「妳很擔心爸爸，是不是好怕失去他？」我凝視著眼前焦急的大女兒，感受她的恐懼：「可以談一談妳的想法嗎？」

「我嫁去國外很多年，有一段時間沒有陪伴在爸爸身邊，媽媽跟我說爸爸住進安寧病房的時候，我很訝異狀況怎麼突然變得這麼差？趕回來看爸爸，發現他還可以吃飯、跟我們聊天，雖然體力變差了，可是覺得他還好好的啊！」

「妳這次會在台灣待多久？急著回去嗎？」

女兒搖搖頭：「在爸爸住進安寧病房的時候，我就安排好了，這次回台灣暫時不回去了，我要好好地陪爸爸。」

女兒說出了遠赴異鄉生活、與父母相隔兩地而無法盡孝的遺憾，很多時候只能在遙遠的一端乾焦急，一顆心像懸在半空一樣很難踏實安穩，在提到阿助伯被診斷肝癌的過程，女兒的淚水忍不住滑落，沒有想到原本健壯像山一樣的父親，竟一夕倒塌，她花了很長一段時間才慢慢接受爸爸生病的事實。

她因為有自己的家庭要照顧，在爸爸手術時無法回台灣，只能日夜揪著心不斷祈禱，這次被通知父親住進安寧病房時，她形容像天崩地裂般，感覺自己的心被撕裂了，那一刻，她放下所有，不顧一切飛回爸爸的身邊，深怕一切再也來不及。

◉ 溺水人的浮木，在哪裡？

我們靜靜聽著她的無奈與懊悔，時不時遞上衛生紙，淚水像水庫決了堤，止也止不住。

交誼廳的日光由明亮的黃轉成耀眼的橘，我們的身影被拉得長長的，時間彷彿靜止了，只剩斷斷續續的抽泣聲，她從一個幹練精明的模樣，轉變成一個怕失去父親的小女孩，我想她一直沒有時間空間讓自己好好地哭一場吧，我們可能是她唯一的出口，就像溺水的人抓到浮木，會用盡全身力氣抓住機會大把大把呼吸。

「我心裡也很矛盾，我知道爸爸接受了安寧照顧，他自己應該心裡有數，可是他還想著要站起來，這樣我們怎麼說得出口，要跟他說他再也不能動了？」

說到這裡，女兒又開始掉淚，我可以感受到那矛盾又怕傷害到最愛的人的糾結，她的每滴眼淚都訴說著擔心與無助。

「妳真的好愛爸爸，爸爸像大樹一樣為大家遮風避雨，他一直是家裡的精神支柱，不管妳們在地球的任何角落，都

能仰望著爸爸，有他在，好安心。」

我試著引導女兒思考阿助伯是個堅強的父親，看著她含著淚微笑地聽著，我繼續說：「這樣頂天立地的男人，一定還很務實，他也一直在為自己想辦法，所以他選擇了安寧，要讓自己走的時候沒有痛苦，活著的時候開開心心，可是他現在很疑惑，為什麼一直不能走路？」

女兒的神情開始有了變化，她也在思索，我接著說：「我不知道當自己身體出了明顯的變化，卻沒有人向我說明是什麼感受？也不知道當天花板成為我的世界唯一風景時，心情會有多麼低落？」

我們帶著大女兒試著站在阿助伯的角度思考著，原來，這樣的世界是多麼無助與茫然，此時大女兒沉默了。

靜默了一陣子，她的神情脆弱又迷惘：「你們……，可以幫我跟爸爸講嗎？我不知道怎麼開口，其實他這幾天一直在問這件事，我……不想我們留下遺憾。」

她在努力學習著慢慢放手。

我們回到走廊盡頭的雙人房，阿助伯正無聊地看著天花板發呆，我與醫師鼓起勇氣靠近床邊，帶著任務而來，一時間不知道怎麼切入。

「阿伯，你現在覺得自己的身體狀況怎麼樣？」

　　我們試著問阿助伯自己對現在身體的想法，他看了我之後，沉思了幾秒說：「我知影身體狀況變差，也知影有可能會去找佛祖，只是想試試看家己還能做什麼，若是攏試過嘛無效果，我家己希望丟順其自然啦！」

　　大女兒握著阿助伯的手，無聲流著淚，點點頭，原來，阿助伯都想過了，他比家人想得透徹，只是沒有人主動問過他的感受，也或許，他是在等待有人問他。

◉ 把握現在所擁有，直到最後一刻

　　幾個禮拜，經過了好幾次訪視，每次都看到女兒在阿助伯的身邊，有的時候在剪指甲，有的時候在看電視，有的時候在幫阿助伯按摩，有的時候阿助伯則是呼呼大睡。

　　「那天聽完爸爸的話，我感覺自己放下了，不會害怕面對爸爸，不需要閃避任何話題，像是回到小時候一樣，可以跟爸爸聊天，跟他說我在國外的生活。」

　　女兒在其中的一次會面，神情平靜且幸福地跟我分享她的心情，她很珍惜現在這段珍貴又美好的時光。

　　我忽然想起，阿助伯很愛唱歌這件事，跟學姐借了無線K 歌麥克風，在訪視那天把它塞入滿滿的訪視包裡，想帶給他一個驚喜。

那天陽光依舊明媚的灑進阿助伯的病房裡，做完治療後，我悄悄地拿出麥克風，放在阿助伯手上，他本來疲累的眼神突然充滿了光采，像小朋友一樣重複詢問著。

「這是麥克風嗎？」

我向阿助伯展示麥克風的用法，他眼睛睜得大大的，感到不可思議頻頻問著：「真的是可以唱歌的麥克風嗎？喂喂！麥克風試音……。」

阿助伯迫不及待地開始測試音量：「幫我放那首……歌……。」阿助伯招牌笑臉重現，還帶著躍躍欲試的急迫。

女兒笑著拿出平板，翻出阿助伯的歌單，阿助伯忘情投入的閉上眼，左手還不忘打著拍子，唱完一首再唱一首，整個房間充斥著阿助伯的歌聲，連在護理之家工作的護理師都跑進來參加阿助伯的演唱會，我在旁邊笑著為他們錄影紀錄這一切，我的心被眼前幸福的畫面，烘得好暖好暖，阿助伯，我真的好愛看你唱歌啊！

阿助伯在某個陽光燦爛的午後，平順地離開了，雖然大女兒因為要照顧家庭已回國，最後一刻並沒有陪伴在旁，但她離開前曾經跟我說：「安寧教會我，人生也有另一個選擇，讓自己最後過想過的生活是件非常幸福又幸運的事，這段時間彌補了之前的空缺，短暫卻深刻，爸爸的離開不是只有失

去，也有更多跟自己內心相處的機會、有更多跟其他家人敞開心面對面的機會，我很滿足，我可以放下了。」

　　我沒有想過幫助的過程中，也被這無形流動的情感沾染了喜悅，與這家人相處的畫面已經深深地烙印在我心裡，原來人生不過只是想要這麼簡單而已，雖然這份簡單有的時候有點艱難，但是還有我們在這裡！

　　我想陪著你們，一起共同走過每一分每一秒。

安聆心語

　　很多時候不知道如何開口，反而錯失了好好善終的機會，我們的陪伴就是帶著大家去正視問題，面對自己的內心。

　　即便是參與了很多次的道別，我自己內心還是會受到許多影響，像是彼此互相扶持著，我也在這條路上被病人、被家屬支持著，每一份溫暖都是走下去的動力，讓我繼續接力將這份感受傳遞下去。

02

全家福

　　「我要奮戰到底，要為孩子奮鬥，我不可以死！」珊珊每次都這樣說。

　　她並不接受安寧療護，可是也不排斥我的探訪，我常到病房看她，試著與她建立關係。漸漸地，我感受到她遠嫁異鄉的孤獨⋯⋯。

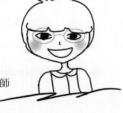

文／陳怡安　護理師

「妳現在的情況，已經不能再治療了，只能幫妳轉到安寧病房，讓妳的病痛和緩一些。」

「什麼？怎麼會這樣……？」珊珊捏緊著手，因瘦削而顯得更大的眼睛，滿是惶恐！

「這是什麼話？走！我們走！我帶妳去全台灣最大的醫院，一定會醫好妳！」先生怒氣沖沖地抓起珊珊的手腕，忿忿地走出診間。

◉ 原來我嫁錯了人……

這對夫妻年紀大約三十多歲，珊珊是外籍配偶，瓜子臉上鑲著大大的眼睛，雖然皮膚因生病顯得蠟黃，但還是看得出原本美人胚子的模樣。在珊珊懷了第二胎時，先生應聘到中國工作，一去就是三年，期間不常回台灣，直到去年珊珊被診斷出癌症。

珊珊生下老二後，經常感到肚子痛，反覆看醫師卻總是治不好，走了多家醫院，最終被診斷出大腸癌，先生因此辭掉工作回到台灣，照顧年幼的子女與重病的珊珊。

我在病房見到珊珊時，她已經被疾病折騰到骨瘦如柴，體重僅剩三十公斤，長髮稀疏，精神相當虛弱，說話都是費力從唇邊擠出的氣音。先生問我安寧照護的行政流程，神情平靜。我默默觀察兩人的互動，發現珊珊要喝水、擦臉、拿杯子、調整床，都是自己動手，先生只是坐在一旁，看不到

夫妻的親密和這年齡層應有的戲謔，我納悶著，後來才得知他們是透過相親結婚。

或許是因為沒有歷經交往的熟悉與磨合，僅憑藉條件合適就訂下婚約，而且婚後沒多久先生便外出工作，兩人並沒有什麼感情基礎，此時困在小小的病床邊，不免常常因為意見分歧而相互埋怨。

「妳這個病根本就是自找的，哪有人這麼笨，不舒服也不會叫醫生幫妳多做些檢查？」

「才不是，我這個病是被你媽折磨出來的。」

「我照顧兩個小孩，還要整理家務，已經忙不過來了，她都不幫忙，只會在旁邊一直念我，說我這裡做不好，那裡沒有整理乾淨……。」

我尷尬地看著這一幕，思忖著該不該迴避，才要轉身，珊珊斗大的淚水卻滴進我的心。

「我不該來台灣的……，我嫁錯了人……。」

◉ 心中怨懟無解，受盡疼痛折磨

「我要奮戰到底，要為孩子奮鬥，我不可以死！」珊珊每次都這樣說。

她並不接受安寧療護，可是也不排斥我的探訪，我常到病房看她，試著與她建立關係。漸漸地，我感受到她遠嫁異

鄉的孤獨。

「妳是不是覺得來台灣的生活，跟妳想像得不太一樣？」珊珊微微地點一下頭，眼神充滿幽怨與無奈。

疼痛幾乎耗去她所有的力氣，讓她無法休息。腹部腫瘤飛速地進展，腫瘤的壓迫與無處可訴的苦，交織出層層疊疊的痛，即使嗎啡劑量不斷增加，仍抵擋不住排山倒海而來的痛楚。

「學姐，我覺得她成癮了！」外科病房護理師百思不解的和我討論：「給她生理食鹽水都有用呢，我覺得她只是需要人關心，不是真的痛。」

「她們好兇喔，我真的很痛啊！為什麼都不相信我？」珊珊怯怯地控訴，滿臉委屈。

「妳剛剛已經打過藥了，時間還沒有到，不可以再打！」護理師擔心她過度依賴藥物，態度也很堅持。

按摩、陪伴是很好的媒介，我發現在我們互動的時候，珊珊很少喊疼。

我讓她靠在我身上，輕輕推按她的頭皮，感覺她的身體漸漸鬆軟下來，閉著眼睛，喃喃地說出自己的故事。

她說她當初不該來台灣，應該聽從奶奶的安排，嫁給家鄉的男人。

前兩年奶奶走了，她挺著大肚子日夜哭泣，而當她最需

要支持時，另一半卻不在身邊，她強忍悲傷照顧尚未懂事的大女兒，還要承受婆婆無止盡的嘮叨，讓她覺得全世界愛她、關心她的人都走了⋯⋯。

我靜靜地聽她傷懷身世飄零，陪她掉眼淚，陪她思念奶奶，陪她落寞地看向未知的遠方。

「妳可以常常來看我嗎？看到妳，我就覺得很親切，像是姐姐一樣。」她收回遠處的視線，拉著我的手，捨不得放開。

⊙ 愛子心切，點燃心中的光亮

有一次我們聊到孩子，她拿起手機，開心地展示寶貝們的照片，講到孩子的她，臉部線條瞬間變得柔和起來，整個人散發慈愛的光芒，嘴角甚至微微透著笑意。

這個轉變讓我升起一個念頭：或許過去所受的苦已經沒有辦法改變，但可以把握有限的時間，加強她與孩子的連結，在苦難裡創造一個愛的音樂盒，鑲上裝滿甜美回憶的水晶球。

「我每年都幫我的孩子過生日，他們愛吃蛋糕、貢丸、布丁，我會準備很多好吃的。」

「寶貝，媽媽好愛好愛你們，媽媽現在不能陪在你們旁邊，但是媽媽好努力，為了你們，媽媽會加油。」

「媽媽的寶貝，你們要乖乖聽阿嬤的話，把她當媽媽一樣。」

她看著孩子的照片，不斷地說，末了還對著手機印上響亮的親吻。我一邊和她聊天一邊錄影，將溫馨珍貴的畫面保存下來，希望讓孩子們知道，媽媽雖然不能陪他們，但是為了他們好努力、好努力，因為媽媽好愛、好愛他們。

珊珊還說，生病期間多虧婆婆幫忙照顧孩子……，我很訝異，透過回顧與整理，她對婆婆的怨念竟然淡化了不少。

當夜她睡得很好，沒有再不斷要求施打止痛藥。我想，是生命回顧讓她枯竭的心再度有愛，找回力量吧！

隨著病程進展，她越來越虛弱了，蔡主任和我一同前去探望病人。

「您辛苦了，您是了不起的媽媽，請讓我們一起來幫忙您。」聽到蔡主任的肯定與支持，她的淚水瞬間滑落。先生站在一旁，也紅了雙眼。

我相信倘若沒有情分，先生不會二十四小時守在醫院裡陪著珊珊，雖然無法盡如人意，但先生也是在用他的方式，守護太太。

◉ 住進安寧病房，難得的歲月靜好

珊珊終於住進了安寧病房，仰仗團隊對疼痛控制的熟練及各項專業的陪伴，她的身心相對安定下來，只是依然相當思念孩子。

我們鼓勵先生盡量帶孩子來陪珊珊。起初先生表現得為難，擔心無法同時照顧太太與兩個孩子，所幸安寧志工中不乏資深的阿公阿嬤，帶孫子得心應手，加上有廣闊的交誼廳供孩子活動，陪孩子讀繪本，讓孩子們在輕鬆的氛圍下，為道別預做準備。

「我是小星，這是我的弟弟小望，他很頑皮，可是他會聽我的話。」

「媽媽生病了，在睡覺，我喜歡媽媽。」

「阿姨，妳在做什麼？我可以坐在這裡嗎？」

六歲的姊姊與三歲的弟弟，很少待在病房裡面，因為媽媽變得不像他們所熟悉的媽媽。孩子的到來雖然吵鬧，可是珊珊的精神卻變得比較好，神情也柔和許多，只是累了先生。

「沒辦法，她開心就好。」

「謝謝妳們，幫我們這麼多。」他說。

珊珊沒有再抱怨了，坐在床沿吃著先生剝的橘子，先生斜躺在病床旁的椅上吆喝著嬉鬧的孩子；我看著眼前這麼平常的一家人，不禁想起「歲月靜好」四個字。為珊珊高興，卻也為即將流逝的幸福畫面感到哀傷。

⊙ 全員集合，最後的全家福

團隊討論著，要幫她與孩子們留下一個美好的紀念——

拍攝全家福。對於我們的提議，珊珊很是高興，期待我們說服先生。

「我才剛把孩子送回家欸！明天還要去接他們？」先生草草回我一句：「再說啦！」

沒得到先生的首肯，我們只好作罷，不料隔天下午，先生竟然帶著孩子和一只皮箱出現在病房。

「怎麼回事？他不是覺得麻煩，不想帶小孩來的嗎？」我跟社工面面相覷，感到非常訝異。

原來皮箱塞滿先生精挑細選的衣服。我們都很意外，看似不耐煩的先生，居然是行動派，搞得我們措手不及。

「怎麼辦？要去哪裡拍？」沒有攝影師、沒有梳化、沒有場地，什麼都沒有準備。

「一個小時後在病房集合。」本著為病人完成心願的熱忱，大家雖然一陣慌亂，卻也立即達成共識，忙中有序地找攝影師、道具、化妝品，鼓著腮幫子吹氣球布置場地。

看著鏡中上好妝的自己，珊珊接過護理師手中的唇筆，仔細描繪，絲毫不顯疲憊。先生坐在一旁看著、凝視的眼神，彷彿回到初相見時的情景，很遙遠，很專注，且很溫柔。

平常打扮得邋遢的先生，也換了一件略微正式的衣服，果真像換了個人似的。

「你要不要刮個鬍子，弄個髮型，讓自己更帥一點？」

「不用，我本來就很帥了。」

「妳以前是不是因為這樣，才被他拐走的？」我開玩笑地問珊珊：「要不然怎麼會嫁錯人呢？」

先生聞言頓了一下，望著珊珊悠悠地說：「應該是我被拐吧！」

這一幕令我動容，或許當初他們也曾編織夢想，想要偕手經營甜美的家，無奈現實冷酷，才讓美夢瞬間破滅……。

「妳要擺這個姿勢，不對，錯了！」

「我們拍說故事的畫面。」

「妳彈鋼琴，小孩坐在兩邊，我站著。」

「攝影師麻煩妳，這個角度……。」

原本嫌拍照麻煩的先生，參與得比誰都熱烈，甚至當起導演。

我們在一旁看著，珊珊臉上洋溢著幸福的笑容，女兒在媽媽的臉上印上最貼心的印記，先生重新牽起珊珊的手，脈脈含情！一家人總算開開心心地圈在一起了，好久沒有這樣自在開懷的笑。

兩天後，珊珊的病況急轉直下。

「時間差不多了，現在全身放輕鬆，妳放心，我們不會

讓妳再受苦。」珊珊開始意識不清，聽完醫師說的話後，她點點頭閉上眼睡著，再也沒有睜開過。

最後留下的是，一聲一聲的叮嚀與祝福。

「我的寶貝們，媽媽好愛好愛你們，不管媽媽在哪裡，你們都是媽媽的寶貝，不管你們在哪裡，媽媽永遠愛著你們。」

安聆心語

我會陪著你們，如果傷心就哭吧！如果生氣就喊叫吧！

垃圾倒完了，心底浮現的是最深的牽掛、最寶貝的寶貝，讓我們一起擁抱它們，再輕輕放下。

03

婚禮進行曲

　　婚禮進行曲準時響起，新郎新娘在眾多親
友的簇擁下，緩緩踏上紅毯，步入禮堂。

　　「從今天起，我是妳的丈夫，妳的兒子我
會照看著，所有的事必定幫妳辦到好……。」
見證這十七年的情義，交託心中最大的牽掛，
承下此生最沉重的諾言。

文／陳怡安　護理師

58

　　主治醫師皺著眉頭，看著面前孱弱的身體，小燕神情淡淡地看著醫師說：「能化療就化療，不能做也不用勉強，盡人事聽天命，我已經很累了，可以早點解脫，也好。」

　　「小燕，妳不要這樣想，我請醫師想辦法！」先生快速打斷小燕的話，轉頭向主治醫師求救：「醫師！求求你救救她……。」

◉ 能早點解脫，也好……（婚禮前二十四小時）

　　研究著手中的病歷，一年了，從小燕被診斷出乳癌至今，小燕經歷了一次又一次的化療，一遍又一遍的檢查，然而即便挺過手術、放射線治療、化學治療，這麼多艱辛的療程，卻仍然無法阻擋病魔的侵襲，癌細胞一路攻城掠地，侵占了骨頭、肺，還有皮膚。

　　現在大片腫瘤傷口已經在胸前蔓延成災，從各種生命徵象、疼痛指數看來，小燕想必處在又痛又喘的狀態。

　　再看看心理師所記錄的會面情況，據心理師描述他們攜手走過了很艱辛的一年，兩人對於治療的期待也變得不一樣，受盡病痛折騰的小燕早已看淡了生死，唯一的心願是可以順順地走，不想插管、不要電擊、不要壓胸；而先生卻仍想拼死一搏，再為小燕做點什麼。

　　因此，當醫師提到安寧的時候，他說：「小燕不會死，我們不需要安寧，你不用再說了！」

　　在前去與小燕夫妻會面的路上，我嘗試勾勒出這對態度迥異夫妻的面貌，想著小燕身上的苦痛與先生的焦慮不捨，依照先生排斥「安寧」的強度，我知道這可能會是場硬仗，可是我不知道有沒有足夠的時間。

◉ 結婚，解開現實難解的結（婚禮前二十二小時）

　　即使心中早有畫面，可是拉開床簾那刻，我還是被眼前的景象震驚了。

　　小燕的樣子蒼白消瘦，胸前的腫瘤傷口被大片紗布包裹著，腫瘤壓迫淋巴使雙手腫脹，讓她很難穿得下一般的衣服，身上僅掛著手術衣，包著尿布，光著兩條腿，橫臥在床邊，衣不蔽體的她半垂著眼，神情相當憔悴，背上塞著大枕頭，左右兩邊是用棉被捲成的靠墊，時不時還需要看護協助調整姿勢，幾乎整個人淹沒在棉被枕頭堆裡。

　　「很痛、動一下就喘、很煩躁、睡不好、我好累……。」小燕的聲音有氣無力相當微弱，而且斷斷續續。

　　我豎起耳朵仔細聽，才勉強聽清楚，我蹲在她的腳邊撫著她水腫的手背有些不忍：「妳這些天過得很辛苦吧……。」

「沒辦法了……。」小燕勉強地擠出這幾個字，便闔上眼睛，不再言語，可以感受到她深深地絕望。病床旁一片寂靜，只剩床頭氧氣機傳來咕嚕咕嚕的打氣聲。

先生引我到病房外，意外地沒有我預期中的敵意，他哽咽著問我：「真的沒有辦法可以救她了嗎？」

連日的壞消息，將眼前的中年男子背脊壓得彎了下來。

我準備好的千言萬語，此時卻一個字都吐不出來，我試著同理先生的沮喪：「你還沒有準備好面對這些……。」，看著先生眼眶有些紅了，我拍了拍先生的肩膀，感受他內心的沉重，知道某些思緒正在醞釀。

我鼓起勇氣問他：「你覺得太太最牽掛的是什麼呢？」他靜默了一會兒，用雙手抹一抹臉，又深深地吸了一口氣，才娓娓道來他與小燕的故事。

「妳們應該都以為我們是夫妻吧！其實我們交往了十七年，沒有婚姻關係。」

原來小燕是浙江人士，二十年前因結婚來到台灣，生下兒子後，因為不堪前夫的暴力行為，便與前夫離異獨自撫養孩子，因緣際會遇上了他，兩人攜手走過十七年的歲月。

「我跟她相依為命十幾年，竟然沒辦法為她送終……，還有，我居然沒有權利撫養她的孩子……，她怎麼這麼命苦

啊……。」說到這裡，先生已經痛哭失聲，嘶啞的聲音裡盡是無奈。

「過去怎麼沒有考慮結婚？」我忍不住提出心中的疑問。

先生一臉懊惱地回應我：「……我們兩個都經過不愉快的婚姻，又安安穩穩度過了十六年，就沒有想著要結婚了。」

這席談話不僅震驚了我的預想，更打亂了醫療團隊原本的計畫，依原本的設想，我的任務是若小燕來不及自己簽下 DNR 意願書，就要努力說服先生幫她簽署，畢竟病人本身應該對自己的生命掌握主導權，我們希望盡可能依照小燕的想法來執行。但沒想到他們倆居然不是夫妻關係，讓我有些錯愕。

重新定義兩人關係後，飛快地在腦中重新擬定策略，或許辦理結婚登記是目前最容易的方式。如此，既可以符合醫療法規，又可以兼顧孩子的照顧。「戶政事務所可以到醫院協助登記！」我向男友建議。

◉ 幸福，在這一刻終於降臨（婚禮前十九小時）

撐著一個複雜的心情，回到了辦公室，隱隱覺得有些地方不對勁，在心裡細細思量後豁然開朗：「唉呀！要結婚可是大事，怎麼獨獨跳過當事人——小燕呢？」

我對上同事莫名其妙的眼神，和她手裡剛做好的乾燥花

原子筆，心裡一喜就一把抄起那隻筆：「嘿！送我病人的男朋友，讓他去求婚吧！」同事還來不及反應，只能錯愕地目送我離開。

風風火火地來到小燕的病房，見小燕剛打完嗎啡，正躺著稍作休息，男友坐在旁邊愣愣地看著她，小燕終於有一刻能安安穩穩地躺下休息了。

我獻寶地拿出筆花：「看看我同事為你準備了什麼！來求婚吧！」不等男友回神，我把筆塞進他的手中，用眼神催促著他趕緊向小燕說些話。

男友彆扭的接過筆花，丟在小燕的胸口，又站在床邊好一會兒，終於硬著頭皮說：「欸，我們結婚，好不好？」興奮的我連忙接話：「戶政人員已經聯絡好了，明天早上會過來醫院證婚。」

在我以為是我唐突了的時候，被我們吵醒的小燕，看似不耐煩地回應：「好啦！很煩耶！」然而我卻隱約看見小燕嘴角微微上揚，甜甜的。

這絕對是我見過最沒有情調的求婚，卻又讓我的鼻子發酸，共患難、相互扶持的情分，就像一罈陳年老酒樸實而內斂，不迷卻醉人。

下班前，我收到來自院方的消息，明天的「婚禮」會有

媒體要來採訪，震驚之餘滿腹疑惑，不是簡單的戶政人員床邊證婚嗎？我再次來到病房。

「我要給小燕一個真正的婚禮，她想要的，我就要幫她辦成。」我這才知道，原來看似憨厚的男友是個媒體人，我想也許是某個環節觸動了浪漫的靈魂。

「妳想結婚嗎？想要辦婚禮嗎？」我問小燕：「妳想，我們就幫妳辦。」

她異常有精神地看著我，握著我的手說：「謝謝妳們，從沒想過我這輩子有機會能這樣幸福！」

這句話，在我內心鳴起一記槍響，兩隻腿衝出起跑線！

◉ 婚禮進行曲，玫瑰花的祝福（婚禮前十二小時）

原本簡單的床邊儀式，瞬間升級為一場簡單隆重的婚禮。

我帶著小燕的男友參觀場地，不愧是浸淫在電視圈多年的工作者，看了場地之後快速擬定布置進度，時間不等人，分配好工作，我們便趕緊分頭進行。

小燕病房的護理師們紛紛自告奮勇說要當陪嫁、幫忙化妝，一時之間，護理站一片喜氣洋洋。

時間剩下十二小時，我們不是婚禮顧問公司，更沒有經費資源，完全無法想像明天婚禮會是什麼樣子，但想著小燕

嘴角那一絲微笑，以及小燕男友決定舉行婚禮的氣魄，決定要盡全力讓小燕當個漂亮的新娘，讓她感受到滿滿的幸福。

迅速地把消息發給所有可能幫得上忙的同事們，向來熱情的社工師苦惱地說：「現在是下班時間，妳讓我上哪兒找人？」

然而消息發出之後，我們團隊瞬間變身為婚禮顧問團，一整夜熱鬧滾滾，有人捐出婚紗禮服、有人衝去花店買捧花、有人輾轉弄到了頭紗，連餐廳的畫架都借來了，每個人都想盡辦法讓婚禮盡善盡美，不留遺憾。

這一場婚禮很轟動，大家都使出渾身解數，在一切都快要布置完成之際，有同事發現：「天哪！少了『囍』字啦！」

「沒問題，我來印！」

「不行啦，印出來會是黑色的，不喜氣啦！」正當我們七嘴八舌想不出好辦法時，護理長拿出春聯紙和剪刀，霸氣地說：「大家冷靜！跟著我做，我以前是剪紙社的。」

一大早，專科護理師就來為傷口換藥，並且發揮巧思讓紗布與禮服融為一體，梳妝的過程，小燕一掃病懨懨的模樣，就像個待嫁姑娘，她面帶微笑羞怯地和我說：「我等這樣的幸福好久了！」

此時，主治醫師送來一束玫瑰花：「這束捧花是我要送

給你們的祝福。」看著小燕的好姐妹含著淚水，幫她戴上頭紗，一旁的我們也早跟著紅了雙眼。

◉ 十七年情與義，等待雨過天青

上午九點，會場已聚滿了親友與媒體，婚禮進行曲準時響起，新郎新娘手牽著手，緩緩踏上紅毯步入禮堂。

我們一同見證這十七年的情與義，看著小燕交託心中最大的牽掛，先生允下此生最沉重的諾言：「從今天起，我是妳的丈夫，妳的兒子就是我的兒子，我會照看著，所有的事也必定會幫妳辦到好……。」

我在一片熱鬧裡，從眾親友的口中得知，他們雖然日子過得清貧，但是始終熱心公益，擁有好手藝的小燕，這十幾年來風雨無阻地為貧苦無依的老人們送餐。也才知道，小燕曾經有過爽朗的笑聲，並且義氣過人。

我再次看向小燕夫妻，腦海裡浮現的不再只是病歷表上的血液檢查報告、影像學報告，或是化療計畫，而是一幕幕鮮活生動的樣子，這些都深深地印上了我的心版。

婚禮在一片溫馨與淚水中圓滿落幕了，卸下禮服後，小燕提起筆簽署了「不施行心肺復甦術意願書」，這次先生毫不猶豫地在見證人的欄位簽上名字。

　　不料隔日，小燕血壓開始下降，變得相當虛弱，在我去看她時，她仍堅持撐起眼皮向我微笑。先生紅著眼睛，但語氣堅定地說：「我會守著她，讓她可以好好地走過這段人生最後的日子，其實我知道，我們的時間不多了。」

　　轉身離開病房的那刻，我看見先生握著小燕的手，幫她整理棉被，眼神中充滿了深情，而小燕的臉看起來是如此的放鬆、依賴。

　　小燕，妳好嗎？

　　雖然照顧你們的時間很短，籌辦婚事的過程卻像是在滾雪球，越滾越大。

　　我時不時地問自己，這樣是你們想要的嗎？是我多管閒事嗎？

　　幸而你們幸福的笑容，安了我的心，我會記得這份感動，在我的崗位上持續前進，謝謝妳。

安聆
心語

　　不管眼前是否即將風狂雨驟，就算淚水沒有停歇的時候，只要大家的心能安然相依、共同等待雨後的天青。

　　不管在安寧照護的路程中，遇到多大的困境，一切都值得。

04

請讓我，
喚妳一聲親愛的！

　　她瞪大眼睛狐疑地看著我：「為什麼叫我親愛的？」

　　是啊！為什麼喚她親愛的？我自己也愣了一下。

　　或許是同事的陳述，讓我覺得：眼前這像刺蝟般防衛的文文心裡，其實躲著一個需要被關注和疼惜的小女孩吧！

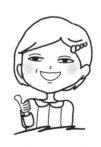

文／**姚佩妏**　護理師

69

午後三點二十分，通常病房的出入院已告一段落，白班同仁正準備與小夜班交接，此刻電話響起：「有居家病人進入急診了，請準備入床。」

鐵推床鏗鏗作響，伴隨病人的呻吟聲，一路疾行而來。護理人員蜂擁而上，盡速要讓病人移位到病房。

◉ 緣分，始於一個冬日午後

「不要……，不要碰我……。」驚恐的尖叫聲劃破病房的寧靜，推床上蜷得像蝦米的身體瑟瑟顫抖著，一個拉床單的小動作，竟讓她呼天搶地的喊痛。

我們一面安撫一面輕柔地讓病人躺好，醫師迅速評估開立處方，護理師們立即將止痛藥注射入她的血管中。

蒼白如紙的面容，淒厲又略帶嬌氣的哭聲，是我對文文的第一印象。

根據臨床多年的經驗，我覺得這嬌小的身軀裡有一道高高的牆，不是那麼容易走得進去。果然，爾後幾天常聽到同事為了文文的情緒而苦惱；極為怕痛的她，每次在打針或是換藥時，都會用悲泣來表達自己的不舒服，即便友人、志工與醫護團隊極力安撫，還是招架不了她任性的排拒，於是治療的時間一再被拖延，導致症狀控制不理想，病人因此更焦慮，醫病關係也逐漸緊繃，使照顧者承擔相當大的壓力。

終於輪到我照顧文文了。

如何能順利完成治療並兼顧她的情緒呢？我腦袋飛躍著無數的想法，反覆演練我們的「初相見」，甚至走進病房了我還猶豫未決，直到拉開床簾的剎那，我才脫口而出。

「嗨，親愛的，今天好嗎？我們要來打抗生素囉！」

只見她瞪大眼睛狐疑地看著我：「為什麼叫我親愛的？」

是啊！為什麼喚她親愛的？我自己也愣了一下，或許是同事的陳述讓我覺得：眼前這像刺蝟般防衛的文文心裡，其實躲著一個需要被關注和疼惜的小女孩吧！

「因為來到這個病房的每位病人，對我們來說都是需要用心呵護的親愛的啊！」很快地轉換臉上因尷尬而僵硬的線條，輕鬆且自然地回應她。

文文罹患的是婦科癌症，在疾病診斷初期，有不愉快的治療經驗，因此很長時間沒有到院追蹤病情，等到腹痛難忍而不得不再來醫院時，卻發現疾病快速進展的程度已無法再做腫瘤治療。懷著不安、恐懼的心情，文文只能無奈地尋求安寧照護。

◎ 心有千千結，繩結與心結

文文病床旁有許多漂亮的編織品，原來她曾經是中國結

老師，有著一雙靈巧的手藝。

只是人與人的相處不像細繩柔軟好塑型，文文與家人的關係並不愉快，打了千萬個解不開的結，而這些亂成一團的繩結，揪住了文文的心，讓她總怕被人欺騙，對身旁照顧者也敏感易怒。

「親愛的，妳今天打算編什麼好東西啊？有沒有給我的？我很喜歡上次妳編給志工阿姨的那隻蝴蝶耶！」

「有有有，妳的在這裡。」

我試著和她聊聊興趣，她告訴我編織可以打發時間、暫時忘卻痛苦，手機裡一件件精巧的作品，看得我嘖嘖稱奇。她興致勃勃地教我構思、選擇材料，眼神盡是得意自信的光芒，當下，沒有痛苦、沒有死亡，她儼然又是那個美麗優雅的編織老師。

「親愛的，今天要換管子喔！我會輕輕的，一下子就好了。」

「妳要動作很快、很輕喔！」

我們的互動變得很家常，雖然她還是常「秀皮」地嘟著嘴對治療討價還價，但總算願意配合，症狀也因此改善，逐漸對團隊建立信心，甚至還因為太喜歡和我們互動而不想出院，所幸最終仍接受團隊的建議，把握機會回家。

　　透過居家療護傳來的訊息，我們知道，文文回家後租了社區的一畝小田，栽種許多蔬菜，與疾病和平相處，那些難治的疼痛竟如過往雲煙，不再擾人，讓我們差點忘了她是一位癌末病人。

　　然而，疾病並沒因此停止啃噬她的生命。一次嚴重的休克，讓文文又住進醫院。

　　躺在病床的文文，比上次更顯消瘦，連話都說不太出來了。

　　我陪著文文，輕聲問她：「有沒有什麼遺憾？」看著我關切的眼神，她終於說出為何與姊妹失聯的原因。

　　原來文文自小有靈媒體質，也曾利用自身特質幫人看相，只是這樣的天賦異稟，讓出身名門的文文遭受家人的霸凌側目，只有文文的父親心疼這小女兒日後謀生不易，所以在離世前將大多財產分配給文文，文文的姊妹為此不諒解而與文文斷絕往來。

　　「我知道她們不高興，但姊妹親情難道比不上錢？」

　　「她們眼裡只有財產，從沒想過我是如何被欺侮鄙視！」

　　「我不想恨她們，我不希望我人生不圓滿，可是她們能接納我嗎？」

　　我看文文泣不成聲地吐露出自己的不堪，不禁心疼地摟

著她的肩，對她說：「妳不能理解姊姊，就如姊姊不能諒解爸爸分配財產的方式，妳們雖然是手足，但成長過程各有功課，長成了不同性格的人。現在開始我們一起學會接受姊姊與我們不同的想法，而且緣分本來就有長短，或許姊妹的緣較為短暫，但妳在安寧病房遇見了志工、醫師、護理師，醫護團隊關心妳，某個程度就像是沒有血緣的親人，緣分依舊接續著，只是換了人，妳並不孤單。」

文文聽了點點頭，下彎的嘴角終於揚起笑容。

◉ 走向圓滿，一路用愛伴行

挺過了休克，文文再次回家，而我也剛好有機會支援居家照護，到家裡看望她。

文文的視力因為藥物副作用變得越來越模糊，我踏進門時，她並沒認出我，直到我開口：「文文啊，不記得我了嗎？」文文失焦的雙眼才尋著我的聲音轉過來，驚喜大叫：「親愛的，妳終於來了！」

文文嘰嘰喳喳地敘舊，我發現她在家裡比在醫院快樂多了，可以編織自己拿手的中國結，吃完的水果籽，經她綠手指栽種，都變成窗台綠意盎然的植栽，某次訪視剛好遇上中秋節，我們還送上彩繪的柚子，互道佳節愉快。

時序又入冬，我們跟文文認識一年了，在這段時間裡，

我們像文文的家人，沒有人再提起她的童年和姊妹。每次訪視的歡樂愉悅，讓我們都貪心地希望文文可以再持續健康快樂一段時光，但佛祖可能認為文文的此生修行已圓滿，最後一次探望時，我們察覺文文的生命徵象有了急遽的變化。

文文曾說過怕在家裡孤單，希望回到醫院往生，於是我們即刻安排病床，讓文文回來醫院。

文文進病房時已失去意識，照顧過她的醫護團隊全到了床旁祝福告別，雖然文文已無法言語，但平靜安詳的臉孔，讓我們相信——她都準備好了。

「親愛的！妳選的這件衣服很美耶！我幫妳套上去喔！別緊張，我的動作很輕、很快唷！」靜謐的夜裡，我與同事幫文文擦澡、換上了她喜歡的衣服。

天微微亮時，文文離開了！我的眼睛濕濕的……。

在助念室裡，宗教師帶領我們祝禱文文乘著蓮花往生西方，鼻頭不禁陣陣酸楚。回想起我與文文相處的過程，從劍拔弩張到彼此信任，從驚聲尖叫到帶給對方笑容，每個畫面都如此的鮮明閃亮，耳邊笑聲也依昔如昨！

瞬間，彷彿真的看見文文，笑著倚在蓮花座上，大力地向我揮手：

「親愛的！妳們都要好好的喔！」

安聆
心語

「專業陪伴」能為心中的高牆開一扇窗。

用知識與經驗照顧身體，用溫暖灌注心田，也陪伴在最自在的家裡做你自己。

05

ㄨ！
要走就走不要拖！

「給我兩針！一針這裡（指左下腹部隆起
的腫瘤）、一針這裡（指太陽穴），然後再
見！」虎哥帥氣有如《艋舺》電影角色，乾淨
俐落地表達「訴求」。

他的太太雙眼承載了許多委屈，流著淚低
語：「他要我放他走……。」

文／汪慧玲　護理師

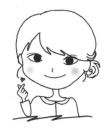

「探訪病人前，務必打電話交班！」照會單上出現了一串不尋常的文字，原以為是病情複雜，沒想到卻是人事複雜。

在我撥電話之前，醫師就已經先找到了我。

「這床是一位『大哥』，他不久前已簽『不施行心肺復甦術意願書』，現在情緒起伏很大，一直想把氧氣扯掉，什麼話都不說，一心求死。他太太是越南人，中文字只認得自己和家人的名字，三個小孩裡面最大的十七歲……。」

⊙ 求死風暴，一痛就譙的大哥

虎哥四年前被診斷出食道癌，歷經多次的手術，最近幾個月又開始頻繁腹痛，也曾到不同醫院求診，卻愈發嚴重、無法緩解。

一個月前來到了我們院內，證實癌症復發，腹腔內瀰漫性的腫瘤轉移，造成他食不下嚥、便秘、噁心嘔吐的情形，同時還伴隨著複雜性疼痛，可以想見虎哥的不適。

我翻了翻手中的病歷，跟醫師討論完虎哥的病情後，深吸了幾口可以讓自己平靜的精油香氣，準備面對虎哥的低氣壓。

拉開床簾，躺在床上的是一位睡姿豪邁的男子。

不久前打了一劑止痛針，終於可以讓他好好休息，旁邊的年輕女性正用慌張的眼神看著我這個不速之客，她拱著背

脊縮在病房的角落裏，不安焦慮的模樣猶如驚弓之鳥，好像我說話稍微大聲，就會嚇到她一樣。她，是虎哥的太太。

聽說我是來跟她聊聊擔心的事情和照顧上的期待時，太太鬆了一口氣，因為每天有太多聽不懂的醫療術語，簽署不完的文件，為了照顧先生要學習的新技巧與先生反反覆覆的病情，已壓得太太喘不過氣卻無路可逃，在我向她伸出手時，她積壓已久的情緒像山洪爆發般傾瀉而出。

「他一直說不想再活了，要我放他走……。」太太邊哭邊說：「他不希望我放下工作在這裡照顧他，其實我最近很常請假，老闆娘已經不要我去了……，這樣也好，我在這邊專心地陪他，但他一直說要死掉、他怎麼可以一直說要死掉……？」太太無助地哭著。

「他這樣說，讓妳很難過……，不知道怎麼幫忙他才好，對嗎？」我試著同理太太的無助。

「對啊！孩子還那麼小，這麼依賴他……，但我也知道他真的很辛苦，他前幾天痛到哭，我也不希望他一直這樣……。」

眼前，我想像不到這具瘦小的身軀上，要承擔多少壓力，不單是要照顧重病的丈夫，還要背負經濟重擔、三個孩子的教養責任，甚至還要承受丈夫所有的痛苦情緒。

　　凝視著她充滿血絲的疲憊雙眼，陪著她，聽她一直說，聽她的經濟壓力、聽她的疲於奔命，得同時照顧三個孩子與生病的先生，還有面對生病脾氣變得暴躁易怒的先生心裡面的委屈，也無法想像失去先生要如何帶著孩子繼續活下去。

　　在一片兵荒馬亂裡，她即使倉惶不安卻仍然努力地支撐著，我感受到一名女性身為「媽媽」、「太太」，那種溫柔又充滿韌性的存在。

　　等太太淚水稍歇，我跟太太分享我看到的偉大：「我感覺到妳真的很不容易，這麼努力地要把大家都照顧好。」

　　「還好孩子們很懂事，他們都會幫忙，兩個大的半工半讀，我們還撐得住。」釋放過後，太太變得較為平靜，講到女兒又皺起眉頭，告訴我：「女兒哭著和我老公說『沒心情準備考試』、『讓我來看你好嗎』，結果他都生氣，如果真的時間不多，應該要讓他們來陪陪他，不是嗎？」太太嘆息著說起夾在虎哥與孩子之間的兩難局面。

◉ 愛家、愛妻、愛子──角頭的鐵漢柔情

　　虎哥終究被我們吵醒了。

　　「我是家醫科護理師，主治醫師非常關心您，請我來看看有沒有可以幫忙的地方。」我趨上前向虎哥自我介紹。

「有！給我打兩針！一針這裡（指左下腹部隆起的腫瘤）、一針這裡（指太陽穴），然後再見！」虎哥帥氣如《艋舺》電影裡頭的角色，乾淨俐落表達了他的「需求」。

「你覺得現在日子過得太辛苦，這不是你要的生活？」

「對，就是這樣，所以不要再多說了，要走就走、不要拖！」

「你覺得現在整天住在醫院很拖、很煩，疼痛也都沒被處理好，很不乾脆，很不像你！」我持續同理他心裡的感受。

虎哥皺了一下眉頭，眨眼後再度張開的眼眶，竟然積滿淚水，嘴角顫抖得說不出話。從虎哥雙頰凹陷的面容中，浮現了很深的無奈與無助，趁著稍微軟化的氣氛，我坐在病床的床角，握起虎哥的手。

沉默了幾秒，我向天借膽走「情關」。

「剛剛你在睡覺的時候，我跟太太聊了一下，我感覺她很擔心你身體的狀況，不知道怎麼做……。」

「X……，」虎哥被自己脫口而出的字嚇到，眼睛瞪得很大，「對不起啊……。」

「可以的，你可以自在用熟悉的字詞表達你的想法。」還好我有「精油仙子」的加持，可以保持平靜。

虎哥似乎是在腦海中拼湊著文字，過了一會兒說：「我知道她擔心啊，還一直哭，噴！這種讓老婆擔心的感覺真的很『堵爛』……，啊……拍謝，我又說了粗話。」有別於之前的傳言，在我面前的虎哥會因為自己罵了粗話而道歉，也許是找到了能聽他說話的人吧！

虎哥的話匣子打開了，他說著住院這段時間的所有擔憂——擔心家裡經濟負擔變大、怕太太累垮、擔心孩子無法過本來的無憂日子、擔心自己一直這樣「拖著」，影響了一家人的生活。

身為一名父親，當然希望能陪著家人，更希望親眼看著孩子們長大！但這種「痛」讓自己束手無策，別無選擇，更不願意家人為自己而改變原本的生活。

「我很清楚自己的身體，這個病是好不了了……，如果真的要走，也要帥氣、乾脆地回到菩薩身邊。」虎哥說。

「四年前，我也在鬼門關前走了好幾回，不過那時候的我，從來沒有要離開的念頭。」

「聽起來很不容易，是什麼力量支持著你？」我慢慢和他一起回想。

「孩子吧！那時候孩子都還小，如果我走了，老婆根本沒辦法一個人帶著三個小孩子，他們需要爸爸！」虎哥陷入

了回憶當中，眼神突然亮了起來，談起孩子的表情既驕傲又慈祥。

「我感受到你是一個很愛孩子的好爸爸呢！」

「還好啦！」突然的誇讚，讓他有些不好意思地抓抓頭。

「如果說，可以讓你變得比較不痛，日子是不是也可以好過一點？」我提出由我幫忙調整藥物的交換條件，虎哥點頭接受了，他答應我多花些時間陪伴孩子，把握現在能把握的，照顧好家人和他們的心情。

「謝謝妳啦！」在我準備離開時，他小聲地說了一句，還給了一個少男靦腆地嘟嘴，我不禁在心裡噗哧一笑，心情有些不錯的離開了病房。

強制灌氣，與帥氣背道而馳

訪視後的第五天，虎哥的病情急轉直下。

「他可能只剩下幾天，昨晚他吐了很多，氧氣需求變得很高，現在他一直想要站起來……。」住院醫師跟我說起虎哥昨日的變化，我們都知道時間不多了。

「阿虎，你不要這樣，要勇敢！我在這裡，加油好不好！我在這裡啊，你加油！」虎哥的同事聽到消息特地趕過來，摟著他，拍拍他的背，努力成為虎哥的依靠。

走進病房時，我看見虎哥上半身前傾、攤在一位壯碩男子身上，臉上帶著純氧面罩，右手不斷揮舞，想要把氧氣罩撥開，口中不斷發出「呃——呃——」低沉的嗚咽，雖然已經全身無力卻又煩躁不安，而家人及朋友在床邊圍成一圈，著急又束手無策。

「整個晚上，他就這樣上上下下，怎麼會這樣？」太太看見我來，焦急地跟我說虎哥的轉變。

「我們用一些藥物讓爸爸可以休息好嗎？」見狀，我與醫師趕緊和家人說明、取得他們同意，打完鎮靜後，虎哥才慢慢入睡。

我和太太、孩子們合力把虎哥扶到舒服的位置，家人們都已經累壞也嚇壞了，難過地看著平靜入睡的虎哥，我拿出特別準備的按摩油，準備和家人一起為虎哥按摩四肢。

「他昨天突然跟我說他要走了，要我不要哭、說他愛我，然後去廁所自己剪頭髮、刮鬍子，換上他最喜歡的衣服……，怎麼會這樣……？」太太打破了沉默繼續說：「他說身體越來越不好，如果要走也要帥氣、乾脆地去菩薩身邊……。護理師，他的時間到了，是不是？」太太雙眼蓄滿淚水，哀傷絕望地看著我。我試著同理太太的捨不得，也謝謝她記得虎哥想要的瀟灑帥氣。

　　我們一人一手一腳輕輕地幫虎哥按摩，我陪著太太跟孩子開始聊起虎哥以前威風的樣子。

　　「只要有爸爸在，就沒有人能夠欺負我們！」女兒紅著眼睛說。

　　「虎哥要我帶著孩子回去越南生活，他說他的骨灰要跟著我們回去。」太太用紅腫的雙眼溫柔地看著虎哥，輕輕地說虎哥曾經的交代。我感受到在太太、孩子們的心中，虎哥是如此的高大。

　　「爸爸最愛講他怎麼追到媽媽的。」女兒說，這是虎哥最愛講的話題，兒子翻了翻白眼接著說：「都講一百萬遍了啦！」說完大家都笑成一團，太太也破涕為笑。

　　這讓我驚訝得合不攏嘴，難以想像這麼 man 的男人口沫橫飛地炫耀他感情世界的模樣。原來他們不是一般認知的相親結婚，而是曾經有過一段浪漫的愛情故事。

　　時間在哭哭笑笑中逐漸流逝，虎哥伴著家人們的回憶，安穩地睡著了，我知道他在聽，從他放鬆的嘴角，我猜他也很享受這份難得的天倫時光。

　　最後太太翻出一本筆記本，她說這是虎哥寫給他們的話，可是她看不懂中文，孩子幫著她讀，龍飛鳳舞的筆跡裡字字句句都是叮嚀。

其中的一段話是：「如果能讓病情比較好，就做；但如果只是留著一口氣，那就讓我好好走！」

⊙ 讓你好走，是我們對你的溫柔

隔天下午，我從電子病歷上意外地發現，虎哥在前一天晚上因為意識陷入昏迷，被戴上了非侵入式的正壓呼吸器（BiPAP）。

我的情緒有些激動，我知道這不是虎哥想要的方式，腦海中一直浮現虎哥想要的瀟灑帥氣，對照他現在的處境，再也坐不住地衝出辦公室。

年輕的住院醫師看著我堅定不移的眼神，一定也知道我心中有個虎哥正在咆嘯著。

「我希望能為虎哥爭取時間陪陪家人……，但他其實戴不住正壓呼吸器面罩，整個晚上相當躁動，可是不戴很快就會死。」住院醫師抓著頭髮，怯怯地說，顯得不知所措地在學理與實際中掙扎。了解到醫師的考量，一時之間我愣住了，這何嘗不是在為虎哥著想呢？

「可以感受到妳的用心，妳很想為他們家做點什麼，虎哥有交代他想帥帥地走，家人們都懂了，他反反覆覆地嚴重感染，就算戴著 BiPAP……，也無法改善呀……，他只會更辛苦。」我向住院醫師提起虎哥及他的家人希望的方式，試

圖為他爭取他想要的善終。

來到床邊，心裡清楚這是最後一次探視虎哥，床邊的
BiPAP 已被移開，此時的他睡得很好，他真的走在「最後一
哩路」。

家人們圍繞著虎哥，流著淚不斷說著爸爸的好，說著他
們對爸爸的愛，我知道面對摯愛的離開，絕對不是幾次會談
就能完全面對，這中間的糾結、矛盾、擺盪真的很辛苦。

兩天後，虎哥走了。

醫生說他看起來很平靜，這段時間家人輪流陪伴、幫忙
擦身體、幫忙按摩，虎哥一定有感受到家人對他的愛與努力。

安聆
心語

提早討論希望的照護模式，讓家人能知道該怎
麼為你做決定，然後優雅轉身、帥氣地走。

不必用上所有醫療設備、受盡折磨的臨終，是
我們給彼此永恆的愛與溫柔。

06

老伴

「我不知道爸爸說過不要插管，爸爸真的
沒有救了嗎？現在該怎辦？」大兒子的表情顯
得懊惱、無措，認真想要了解補救辦法。

「我們不知道會變成這樣，我們只是想救
爸爸啊⋯⋯。」小女兒泣不成聲、斷斷續續地
說著。

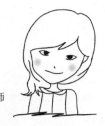

文／陳姍婷 護理師

　　李阿公躺在加護病房，昏迷的閉著雙眼，兩手被約束帶牢牢地繫在床欄上，嘴裡塞著一條粗粗的管子，連接床旁的機器，「啪！啪！」發出聲響地壓送氧氣。

　　鼻子、身上纏繞著錯綜複雜的管線，輸送一瓶又一瓶的營養液和藥水，各種高高低低的監測器將他團團圍住，不時地發出刺耳的嗶嗶聲。

⊙ 該怎麼做才好？

　　加護病房外，阿公的家人慌成一團。

　　「恁阿爸有講過伊無愛呼甘苦行啦！」阿嬤焦急地揮著雙手。

　　「你們什麼時候簽那張單子？我們都不知道啊！」兒子聽了，心更加地混亂。

　　「熊熊狂狂送來病院，醫生講啥哇嚨聽無，賣那ㄟ知影甲這有關係……，哇無讀書無路用啦！恁看麥安怎ㄟ塞照恁阿爸的意願，麥骟伊甲甘苦啦！」阿嬤越說越急，最後竟然放聲大哭。

　　突然失去意識的李阿公被送到醫院急救了十一分鐘，在醫師評估後，插管接上呼吸器，雖然暫時穩定生命徵象，卻沒有醒來。

　　驚魂甫定後，阿嬤才哭著說出阿公早已在健保卡上註記不要被插管的安寧意願，這個訊息讓子女震驚，整個家頓時陷入不知如何是好的倉惶困境。

◉ 不馬虎的多專科合作

　　同時間，多專科的醫療會議，審慎地討論著李阿公的病情。

　　「雖然病人有慢性阻塞性肺病、心衰竭，這次還出現癲癇重積症，但依照各個器官的功能來說，應該還不是末期。」住院醫師敘述阿公的病況。

　　「我們現在使用的抗癲癇藥物，應能控制好癲癇，也許意識還有機會恢復。」神經科醫師接著提出他的看法。

　　醫療團隊戰戰兢兢，希望能兼顧醫療與倫理，因為過度醫療會讓病人及家屬受苦，而醫療不足又會損及病人的權益。

　　「家人還是很想拔管、撤除維生醫療嗎？」主治醫師詢問護理師。

　　「是的，家屬很在乎拔管撤除這件事，他們希望能依照阿公先前的意願」。

　　「是否拔管，醫療的部分還需要觀察，先請共照小組關心家屬。」主治醫師做出最後決議。

電話裡，我了解了目前的醫療狀況、家人的想法，電梯載著我來到加護病房所在的樓層，遠遠地，就看到一群面色凝重、紅著眼眶的人，我走向李阿公的家人自我介紹後，他們的哭聲、詢問聲、哀嘆聲立即排山倒海而來。

「拔掉管子，爸爸就會死了，對不對？」大女兒抽泣地問我。

「我不知道爸爸說過不要插管。我爸爸真的沒有救了嗎？現在該怎麼辦？」

「我們不知道會變成這樣，我們只是想救爸爸啊！」

「我們想帶他回家……，我們真的不知道要怎麼做才好……。」

我頻頻點頭，接納他們慌亂的表達，陪伴他們宣洩悲傷，同理他們的煎熬不捨：「我知道大家很不甘阿公，但是現在的病況仍不明朗，醫療團隊需要時間來確認，我會陪著你們一起等待！」

等他們如暴風雨般的情緒漸漸平靜後，我輕輕按著女兒的肩膀，堅定地向他們說出我的承諾。

◉ 海嘯來去，留下無助的老伴

海嘯般的衝擊過後，子女陸續回到工作崗位，家屬休息

室僅剩不斷用手抹淚的阿嬤，只要門一開，阿嬤就會從椅子跳起來焦灼地聽護理師是否喊了阿公的名字。

阿嬤不識字，一輩子就只跟著阿公在金山種番薯，阿公就是她的天，突然一個人在這麼大的醫院裡，不認得路，也不敢隨意走動，三餐只是簡單吃些早上女兒載她來的時候，順便買的便當。

加護病房的同仁無奈地告訴我，每次探訪時間一到，第一個進來的幾乎都是阿嬤，可是她都只站在床尾哭，跟她講什麼都說：「哇毋知啦！哩甲阮子說！」看她只能捏著衣角哭，護理師只好叫她幫病人抹乳液。

我望過去，果然，阿嬤邊哭邊在阿公的腳上來回地擦，長年在田裡曬黑的腿被塗了厚厚一層混著淚水的乳液。

「阿嬤妳好，我來看阿公！」我輕聲打招呼，沒想到哭到恍神的阿嬤竟嚇了一跳。

「哩麥甲哇貢，哇聽無啦，哇甘那ㄟ效講台語！」

阿嬤慌張地對我直搖頭，看到阿嬤如驚弓之鳥，我突然恍然大悟，阿嬤在這人生地不熟的地方，看著老伴躺在一堆機器裡，生死不明。醫師說的醫療術語都是國語，根本都聽不懂，也無法決定任何事，茫然無助，只能不停地哭。

「阿嬤，妳不用煩惱我們聽無，我們攏會講台語喔！」

我牽起阿嬤的手，放慢語調，用台語，一個字一個字地向阿嬤傳達我的善意。

「老ㄟ！護理小姐來了，你目瞅拔金！」阿嬤佈滿皺紋的手扳著床欄，輕聲地呼喊，隨即又侷促不安地看著我。

原來，阿公身上密密麻麻的線和儀器刺耳的警訊，讓阿嬤很緊張，不敢亂動，深怕碰壞了阿公。

「哇不敢黑白丁盪，驚嘎線練落去機器又嗶嗶叫……，哇不知哇ㄝ塞做啥米？」

阿嬤赧然地說著，不禁又老淚縱橫！過去也曾在加護病房服務的我能理解，隔在管線和機器外圍的家屬，是如此倉惶無措。

我輕輕拍拍阿嬤的肩膀跟她說：「阿嬤，其實妳可以摸摸阿公的手，邊擦乳液邊跟阿公講話，他聽得到喔！」

⊙ 照顧好阿嬤，也是在照顧阿公

「我沒讀過冊，妳們講的我攏聽無。」阿嬤依舊很緊張。

「我們會盡量用妳聽有的話，把阿公的狀況給妳說明，也會教妳安怎做，會讓阿公卡舒適。」熟悉的語言化解了阿嬤的緊張。

我告訴她，我們會一直陪著她，面對這困難的過程：「妳

很重要，妳是阿公的老伴，是伊身邊最重要的人。」

孩子平常日要上班，阿嬤一個人在醫院，很難想像這個還拿著骨董老人手機的樸實婦人，一整天在醫院怎麼度過？她也許坐在會客休息室一直等待，等到會客時間到了，加護病房的鐵門打開，進去一個小時，陪著昏迷的先生，會客時間結束後，走出加護病房，她又是自己一個人繼續等待。

從早到晚，等著珍貴的三次會面機會。

我每次經過加護病房遇到阿嬤，就會跟她多聊兩句，剛開始阿嬤還是一直哭：「我真認真在照顧伊，哪知影中午呷飽伊說麥睏一下，就無精醒啊！」

阿嬤像跳針一樣，不斷重複地訴說當時的情況，眼神幽遠，似乎一直停留在那天那個場景。我想，阿嬤其實也被嚇壞了。

幾次會面，阿嬤開始跟我聊到，以前跟阿公相處的往事，她說他們是相親結婚，可是他們不曾吵架，阿公很善良，對她也很好，從來都不會罵她，每天傍晚他們會手牽手去散步……。

每次會談結束的時候，阿嬤都會靦腆地笑著跟我說：「護理師，拍謝啦，吼哩聽我講一些有的沒的。」看到阿嬤的笑容，我很開心，至少阿嬤不再是一個人孤獨地遊晃在這座白色巨

塔裡，我想阿公應該也會覺得安慰。

從阿嬤口中我才知道，阿公這半年來一直喘，非常不舒服，反覆地出入院，影響到他的生活，在社區衛生所宣導活動中，他接收並瞭解到，如果有一天病情不好的時候，可以簽善終意願書。

阿公過去曾看到親人臨終前臥床好幾個月，覺得那個過程很沒有生活品質，不希望自己有一天狀況不好時被電擊、插管，想到這些，阿公毫不猶豫地和阿嬤兩個人手牽手，簽下了「預立安寧緩和醫療暨維生醫療抉擇意願書」，並註記在健保卡裡。

◉ 選擇放手，最後的道別

日復一日，各專科醫師們使出渾身解數在阿公的身上嘗試各種治療方式，但是病情都不見起色，最後神經內科的醫生終於確認，李阿公真的沒辦法醒過來了。醫療團隊鄭重地請來兩位專科醫師判斷，認定阿公已是末期病人。

「爸爸曾經說過，他不要這樣沒有意義與尊嚴地活著，我們都努力過了，應該要放他離開。」大女兒說這些話的時候，雙眼紅腫看得出來已經狠狠哭過一場。

含著淚水，子女共同簽署了「撤除維生醫療同意書」。

選了一個週末，李阿公的孩子和孫子們都來了，一大家子齊聚一堂，不是過年團聚，而是要跟阿公做最後的道別。

阿嬤滿臉淚痕站在阿公的病床旁，佈滿老繭的雙掌不斷摩娑阿公明顯浮腫的手臂

「你就是這樣啦，不願意繼續甲我住……，好啦，你去啦！去菩薩那裡，就無病痛啊！」

「阿爸你放心，我們會照顧媽媽，也會互相幫助。」

「阿公，我會認真念書，不會再跟弟弟打架。」

「爸爸謝謝你，照顧了我們一輩子，自己捨不得花錢，讓我們讀書，我都來不及帶你出國玩……。」一家人圍著阿公泣不成聲。

撤下呼吸管路的李阿公，恢復了原本慈祥的樣貌，滿面風霜刻畫出對家人深深的愛，曾經那雙粗糙而厚實的手，牽著阿嬤走過一甲子，更養活了一大家子，務實的阿公選擇務實地過完這一生，他當時選擇在健保卡裡註記了選擇安寧緩和、不施行心肺復甦術的意願，我想是他給家人準備的神秘禮物，不願意太太及子女去承擔做決定的艱難，也給自己一個善終的保障。

耳邊彷彿聽到阿公當時對阿嬤說的話：「老ㄟ，咱簽這，以後遇到代誌，就可以麥那麼艱苦，也不會讓子兒嗣小為我

們操煩！」

　　這段等待的日子辛苦您了，阿公！多謝您用您的生死智慧，為我和您的家人上了如此寶貴的一課。

安聆心語

　　病人說的每一句話，對家屬來說都很重要，我們也很在乎。

　　突如其來的病情改變，有時讓人亂了陣腳，「限時治療」讓醫療團隊為病人的生命權把關，也讓家人有較充足的時間調適、陪伴，再依清醒時曾表達的意願，選擇病人希望的善終，是我能給予最好的照護方式。

安寧緩和療護箴言 01

給病人的心裡話

　　當身體發出一些訊號、開始做檢查、與醫師討論病情……，種種情境可能讓自己很有壓力、不知從何開始討論，一時千頭萬緒，不知道從哪裡開始述說自己的擔心或焦慮，也可能目前接受的醫療處置與個人的想法不是那麼相近，或是希望能盡早規畫「如果有一天，疾病治療有限時……」的狀況。

　　盼以下的文字可以提供一些想法，幫忙自己與家人得到符合期待的照護。

◎ 提早規畫醫療照護選擇

　　從小到大，無論考大學、找工作、結婚……，我們都用心地規畫、選擇，更何況是身體的照護方式，甚至人生的畢業展！

　　有好多醫療照護的選擇可以提早進行討論與規畫，由衷地建議，在相對還健康的時候，能夠開始與家人及醫療團隊討論未來的生活或治療方式，讓大家可以儘可能依照自己的想法，一起與你在人生的舞台上活出最美的樣子。

　　此外，也請你了解，在不同的醫療情境中，醫療團隊會

依照專業的評估，與你討論當下最適切的決定，也請保有一些彈性的想法。（延伸參考：安寧照顧基金會網站、病人自主權利法）

⊙ 無須忍耐不適症狀

當疾病或是治療讓身體出現不適症狀，如疼痛、喘、失眠、食慾不好等等，可以不必忍耐，也不必勉強自己，請務必讓醫療團隊知道你的感受，團隊人員才能為你調整合適的藥物或處置。

若是對於藥物或處置感到擔心，也請讓醫療團隊人員知道，讓團隊能與你一起仔細討論，每項處置的用意及替代方式，或是澄清一些迷思。

請千萬記得，良好的症狀照護才能擁有好的生活品質。

⊙ 不用刻意隱藏情緒

診斷時的震驚、疾病無法獲得控制的失落與沮喪、症狀反覆的無助等情緒，都是一般人在遭遇非預期事件時很自然的反應。

你可以自在地表達情感，也可以選擇沉默不語、讓自己放空，不需要堅強或勉強自己微笑，但請不要傷害自己！

讓關心你的人陪伴著你，或是找到可以支持你的專業資

源，一起好好把自己的「心」照顧好。

◎ 現在開始完成重要的小事

曾經有病人說：「後悔沒有好好陪伴家人、懊惱還沒嘗試新的可能……。」安寧緩和療護團隊會在最後一段時間協助搭橋，去述說或傳達這些情感，陪伴病人共同努力締造圓滿，把握有限的時間，陪你度過想要的生活，並經歷各種你所嚮往的心願，也將你的心願與所愛託付給信任的人。

開始學習審視目前最掛心的事，也許是想起好久沒有打電話給媽媽，或是想起與好友的約定，也可能是希望為一場吵架道歉，或是好想再去露營等，這些都是我們可以開始努力去完成的事情。

◎ 安心小備忘：規畫與準備照護方式

→ 以下問題，可以照自己的想法勾選或是填入內心的想法

- 我 想／不想 知道自己的身體狀況、可選擇的治療及照護方式。
- 面對種種抉擇，我希望能和 (可以不只一位) 討論。
- 治療與照顧的過程，我希望 (可以不只一位) 能陪我一起。

●我希望自己的體力，至少可以（可複選）

☐ 自己吃飯

☐ 和親友說話聊天

☐ 可以去想去的地方，如＿＿＿＿＿＿

☐ 能自行走動

☐ 其他＿＿＿＿＿＿

●如果有一天⋯⋯，我面臨下列 ABC 的狀況，我會選擇下列①②③哪一種照護方式呢？

[照護方式]

① 嘗試治療，評估無效後停止

② 接受以舒適為考量的治療，容許自然死亡

③ 用盡所有的方法延長生命

[　] A. 若我意識清楚，但需依靠呼吸器等維生設備時⋯⋯

[　] B. 若我完全臥床，全天需要別人照顧時⋯⋯

[　] C. 若我成為沒有意識的植物人時⋯⋯

●若身體逐漸虛弱，且死亡可以預期時，我最擔心的可能是（可複選）

☐ 家裡的經濟

☐ 家人能不能好好照顧自己

☐ 時間不夠，沒辦法和親友說說話或告別

□ 外貌不好看

□ 身體有很多不舒服

□ 對死後的世界未知

□ 其他＿＿＿＿＿＿

● 若身體逐漸虛弱，且死亡可以預期時，我對於醫療照護的想法是（可複選）

□ 我不希望進行心肺復甦術（包含插管、壓胸、電擊、急救藥物等）

□ 我不希望施行維生醫療（包含呼吸器、洗腎等）

□ 若我的身體已不適合使用抗生素、輸血、大量點滴，我希望醫療團隊能與我討論不給予或停止使用，改用其他的藥物來緩解我的不適

□ 若我因疾病變化，進食量下降，我不希望被放鼻胃管灌食

□ 我希望我的不舒服能被有效地控制

□ 我希望能隨著自然病程，不刻意延長臨終過程

□ 我希望我最後的時光是在熟悉的家裡度過

【備註】

以上資料參考安寧照顧基金會「送你一份愛的禮物：預立醫療自主」。

伴行，
在幽暗的路上

　　病床邊的漩渦裡，摻雜著各種牽掛、糾結，而在其中流動的愛串起了一家人，緊緊交握的手，是生命中最美的風景。

　　伴著護著，是我們的承諾。

01

後盾

　　我看著，眼前這位面對摯愛將走向生命末
期、內心無助卻又得表現堅強的奶奶，實在很
令人擔憂。

　　此刻我選擇尊重，不去強迫她接受安寧療
護、不去阻撓她想讓爺爺繼續化療的想法，但
奶奶啜泣的聲音與爺爺憂傷的眼神，仍然不時
浮現在我腦海裡，真的好想為他們做點什麼！

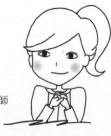

文／陳新諭　護理師

緩緩走進病房，見到老爺爺靜靜地躺在病床上，身形消瘦、臉上帶著哀愁神情。

坐在一旁的老奶奶滿是倦容，卻不時的站起身來，為爺爺擦拭口鼻腫瘤流出的分泌物，奶奶的動作不俐落，但是熟練又仔細。

◉ 令人聞之色變的「安寧照護」

奶奶踩著蹣跚的步伐迎向我，和善又客氣地招呼，當聽聞我是安寧緩和照護團隊後，奶奶神情變得十分警戒與不自在。

「這次出血已經止住了，我們還要做化療，醫師說等這次做完就可以回家了，還不需要你們（安寧團隊）幫忙，謝謝妳啦，護理師謝謝。」言談間，感受到奶奶急著地想把我推出心門外。

「奶奶，都是您在照顧爺爺嗎？有沒有人來跟您輪流啊？」

「小孩都各自有家庭也要上班，很忙的，不要麻煩小孩，我自己來照顧就行了。」

「奶奶，請您也要保重自己的身體喔，爺爺會心疼的。」我看到爺爺向我點點頭，他真的擔心眼前早已身心俱疲的老伴。

「沒有問題啦，年輕的時候都是他照顧我，現在換我來照顧他，應該的啦。」

談起住院經過，奶奶說到腫瘤出血的場景，還餘悸猶存。

之前有過幾次出血經驗，但這次最嚴重，醫師說了做栓塞治療可以止血，但是很有可能會變成植物人，日常起居要完全仰賴他人協助，當下爺爺決定不做栓塞治療，又簽了不做心肺復甦術意願書。

奶奶說她哭了好久，覺得很無奈，他們承擔不起爺爺變成植物人的風險，經濟、人力都不允許，而且爺爺也不想要用這樣的方式活著，可是她真的捨不得啊！

奶奶一邊說，一邊掉眼淚，雖然爺爺重聽，聽不到我們在說什麼，可是他看到奶奶在哭，爺爺神情更顯哀傷。

「不好意思，讓妳聽我講這麼久，護理師謝謝妳，我們還沒有要去安寧啦，謝謝關心。」奶奶情緒稍緩後，又客氣地拉開我們之間的距離。

「奶奶，您一個人照顧爺爺這麼辛苦。我跟您介紹有一種長照 2.0 的服務，可以去家裡幫您一起照顧爺爺，或幫您做家事、跟您一起幫爺爺洗澡等等，能減輕照顧壓力。」仍不死心地想要表達我的熱忱，企圖讓奶奶知道我還是有其他用處的。

「我先生一直都很疼愛我，現在由我親自照顧他是應該的，他還可以活動，我自己體力也能負荷，真的不需要你們（安寧團隊），謝謝妳。」奶奶堅定地拒絕，似乎誤以為從我這裡接收了什麼服務，就是陷先生於不義。

我心裡想：「奶奶一定是誤解『安寧』了！」

看著眼前這位面對摯愛即將走向生命末期，內心無助，卻又得表現堅強的奶奶，實在很令人擔憂。

但此刻我選擇尊重，不去強迫她接受安寧療護、不去阻撓她想讓爺爺繼續化療的想法，同時遞給奶奶一張安寧團隊的名片：「回家照顧中，或之後對於治療有任何需要協助的地方，隨時都能跟我們聯繫，我們都會在。」

會談結束後，奶奶啜泣的聲音與爺爺憂傷的眼神，仍然不時浮現在我腦海裡，真的好想為他們做點什麼！可是奶奶不願意接受我的好意，令我感到挫折。

◉ 意外大出血，從掃把星變成浮木

帶著失落的心情回辦公室，和共照夥伴們討論著，一邊籌畫著該如何突破奶奶對我設下的警戒線。

幾天後的第二次探訪，我帶著特地調配過的薰衣草精油，也邀請志工一同前往，想要幫爺爺和奶奶按摩、紓緩疲憊。

　　這天，奶奶剛好外出購買午餐。爺爺躺在病床上，精神看起來不錯，簡單寒暄過後，我便拿起筆跟爺爺展開一場文字交流。因為舌癌的關係，爺爺曾做過手術，因此無法正常發聲，但可以利用紙筆溝通。

　　「對於太太有沒有什麼擔心的事情？」爺爺緩緩地寫下「希望她可以好好照顧自己，不要壓力太大。」

　　我思索著爺爺有話想說的神情，以及文字背後的擔憂……。

　　沒多久，奶奶回來了。我向她轉告筆談內容，並關心這幾天的狀況。

　　奶奶面帶倦容、語帶自責地說：「這幾天的確比較累，夜裡睡太沉，沒聽到他拍床叫我，醒來時，才發現他尿床了。昨晚半夜，我也是急忙地要起來拿尿壺，差點跌倒，我想他都有看到。」

　　我同理奶奶照顧的辛苦，並向她說：「爺爺很擔心您，擔心您壓力太大，身體會累壞！」我趁勢再次提出申請照顧人力資源時，奶奶依舊客氣地回絕了，使得我內心備感著急。

　　我轉而向奶奶介紹志工大姐；志工熱情地幫爺爺按摩背部，紓緩爺爺臥床太久所導致的腰痠背痛，志工用熱熱暖暖的雙手，撫去了連日來的僵硬，而薰衣草的氣味在空氣中散

開來，爺爺那放鬆享受的神情，看得奶奶眼神閃閃發亮，急著湊近站在一旁認真學習按摩技巧。看著這般景象，我想這次是做對了。

出血狀況穩定後，爺爺便出院回家。

沒幾天，突然接到奶奶的來電，電話那頭奶奶慌張、不知所措地說著：「爺爺突然腫瘤大出血！」電話中，我安撫奶奶情緒，請她先帶爺爺來急診，於是爺爺又住進了腫瘤科病房。

「我正在幫他換褲子，一轉身就發現他流血了，好多血，只有我一個人在，血怎麼都止不住，止血藥都倒完了，不知道該怎麼辦，突然想到妳有給我名片……。」奶奶看到我來探訪，彷彿抓到一塊浮木般，拉著我的手跟我說那天驚險的場面。

「是不是因為我叫他自己抬屁股？讓他的腫瘤破掉大出血？」、「我想要請他趁機運動一下啊！都沒有運動，越來越沒有體力了……。」奶奶自責自己處理得不夠恰當，擔心讓爺爺受盡折磨。

我趕緊肯定奶奶的危機處理能力：「您嚇壞了吧！但是您做得很好喔，因為您，爺爺可以及時止血，並順利送來醫院。」雖然不是第一次，可是要獨自反覆面對這樣的場景，

可能是怎麼練習都沒辦法淡定的吧。

心裡竊喜著奶奶對我的態度不同以往，我從訴說者角色轉為聆聽者，看來我已經取得通往奶奶心門的鑰匙了呢。

⊙ 傳愛無阻，做你的揚聲器

爺爺聽不清我倆交談內容，躺在病床上靜靜地看著我們，眼神裡有些擔心。

我拿起筆，再次與爺爺當起筆友。

「出血的時候，會不會害怕？」

爺爺搖搖頭。

「因為有太太陪在身邊，讓您比較心安？」

爺爺望向奶奶、點點頭。

「太太這次也處理得很好。」

爺爺朝著老伴比出讚的手勢，也向我招招手，表示想要寫字。

然後緩緩地寫下：「很感謝細心照顧，非常謝謝！」我把紙張遞給奶奶看，奶奶拉著爺爺的手，忍不住地哽咽，淚水止不住地往下淌，兩個人都沒有說話。

捨不得奶奶總是落在自責的情緒裡，我想把爺爺的字條

保留下來，送給她當作紀念，讓奶奶時時都能看見爺爺對她的愛與感謝。回到辦公室，我和夥伴們便將它掃描、護貝，製作成浪漫小書籤，送還給爺爺奶奶珍藏。

幾個禮拜後，奶奶向我提及她內心的擔憂：「醫師說不能再化療了，但住到安寧病房是不是就什麼都不做？他很怕痛，妳們會不會給止痛藥？我很擔心他受苦！」腦海中浮現我倆初次接觸時，奶奶聽到「安寧緩和」時有多麼抗拒，現在卻是奶奶主動提出來討論，我在心裡謝謝奶奶給我這個機會，洗白這個誤會。

於是我澄清：「安寧緩和醫療並非完全沒有治療，反而是更積極地來緩解病人身體、心理以及靈性的不適，以舒適為主的醫療照護。」奶奶聽了以後放心不少。

出院前，奶奶也同意讓我將爺爺轉介給安寧居家團隊。

◉ 最熟悉的陪伴是老伴，最安心的後盾是我們

安寧團隊的居家照護學姐到爺爺家訪視之後，傳來了幾則訊息、相片給我。照片裡的牆壁斑駁、泛黃老舊，爺爺則躺在雙人床上，面露倦容。

手機裡的訊息寫著：「奶奶之前抗拒我們去家裡訪視，是擔心家裡很亂、很舊，所以才不好意思。現在爺爺腫瘤沒有再出血，但痰液、分泌物很多、異味很重，奶奶要一直幫

他擦拭清潔。我有扛了一台居家抽痰機過來，已經教會爺爺，讓他也可以自己操作抽吸口水，減輕奶奶照顧辛勞。」

照片裡的居家醫師仔細地幫爺爺做身體評估與聽診的背影，居家學姐教導兩老居家照護的專注神情，還有一張筆談內容，寫著：「往後不再做抗癌治療，由安寧團隊、志工來陪伴照護，讓您可以更加舒適，好嗎？」爺爺寫下：「OK！」

兩個月後，爺爺，變得更虛弱了。

他們不想要獨自面對失去對方的痛苦，選擇回到安寧病房臨終。

我靠近病床邊，這次爺爺已經沒有力氣和我文字交流了，奶奶坐在床邊，牽著爺爺的手，我輕輕地抱了抱奶奶，陪著她坐了一會兒，聊著兩老的回憶。

我望向床頭上的小書籤，正訴說著爺爺奶奶對彼此無聲的愛。

安聆
心語

因為愛，失去的傷痛有多沉重？在這失落的無邊深海裡，我們不敢妄自衡量，但是我們有一艘船，陪著你們游，當你覺得自己還可以，我們陪著你泅水；當你累了，可以上來歇息；當你想要游泳圈漂浮，我們也備下了。

02

我們回家吧！

　　仁慈的上帝，請祢看顧鈺欣的家人，尤其是媽媽，讓鈺欣能放心的照顧好爸爸，請祢常住在我們每個人的心中、讓我們有依靠。
　　謝謝祢串連了我們每一個人，奉主耶穌基督的名禱告，阿們！

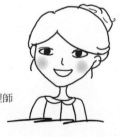

文／許維方　護理師

他和她們，是我的第一個共同照護個案，就像初戀的感覺，讓我印象深刻，始終難以忘懷。

原本在安寧病房工作的我，第一次踏出安寧病房，走向安寧病房外的世界，體認到原來在病房之外的世界，是怎樣的驚心動魄及揪心。

◉ 急轉的病況，多頭燒的照顧者

坐在護理站認真研讀簡爺爺的病歷，八十四年的歲月裡，他漸漸罹患了高血壓、甲狀腺低下等慢性疾病，在幾年前心臟也開始出現了問題，體內放了個心律調節器。

我開始想像爺爺這幾年的生活，是不是始終默默地承受這些身體的改變⋯⋯，可能中秋節一家團聚時，不能跟著大家一起吃柚子跟月餅，漸漸失去力氣經常需要午休、晚休，可是真正到了睡覺時間，又很難一覺到天亮，天還沒亮便醒了，只好晨起散步，而他與奶奶依舊如常地相伴生活著。

直到三年前被診斷出淋巴癌，簡爺爺很果斷地表明要接受緩和醫療，然而因為仍有治癒的機會，所以還是在醫師的建議下接受了多次化學治療，剛開始治療的時候效果不錯，直至今年體力變得越來越虛弱，又嚴重感染引發休克，才讓醫師下定決心啟動緩和醫療照會。

　　走進病房，看見簡爺爺虛弱地閉著眼睛，連咳嗽都感到費盡力氣，他癱在病床上，臉上罩著化痰面罩，鼻子插了鼻胃管，手上綁著血壓計，手指夾著氧氣濃度監測儀，胸前貼著監測心跳的貼片，床邊掛著的尿袋顯示身上還插了尿管，而穿過層層機關坐在爺爺身邊，牽著手的是個駝著身子抹著眼淚的老奶奶。

　　一旁還有一位正在教導外傭的中年女子，我猜她就是三年前從美國回來照顧兩老的三女兒──鈺欣。

　　走上前表明身分：「妳好，我是家醫科的共同照護護理師，醫師請我過來關心。」

　　「護理師妳好，請妳等我一下……。」女兒開始快速地交代一連串的指令。

　　「阿娣！妳把爺爺的牛奶袋子拿去用開水沖一沖，等一下化痰做完要拍痰，再請護理師抽痰，然後吃完藥後，接著要灌牛奶。」

　　「記得去幫奶奶裝熱水，準備給她吃藥。」

　　「媽，妳要不要吃東西？等一下要測飯前血糖，吃完藥才能吃飯，知道嗎？」、「媽！妳待在這裡，不要亂走，我跟護理師說完話就回來。」

　　「護理師，我們去外面談。」她說話的速度很快，神色

略顯蒼白，長髮隨意束起，抿得緊緊的嘴角、不時深鎖的眉頭，洩漏著她的憂慮，我們來到了會客室。

⊙ 往後的路，到底該怎麼走？

剛坐下來鈺欣，便急切地說起爺爺這些日子所經歷的一切。

「爸爸去年十二月就因為痰咳不出來，一直發燒、喘個不停，血氧一直掉，不得已抽了很多次痰，——他很不舒服一直要把管子拉掉，那時候醫師還說不然做個支氣管鏡去清痰，可是連抽痰都那麼討厭了，還要加一根管子多折磨啊！可是痰卡住，血氧上不來也不行，——之前還曾經因為這樣發過病危通知，結果痰抽出來就沒事了。——我也知道如果一口痰卡住，爸爸可能就這樣走了，就不用再這麼痛苦了，可是如果痰抽出來就好了，為什麼不要抽痰——。」

「——後來他吃東西一直嗆到，真的是不知道怎麼辦，——他不想要放鼻胃管，也不想要做胃造口，可是點滴一直打也不是辦法。這次這樣幫他放鼻胃管，也是很掙扎，——可是他都沒辦法吃，後來說服他放，也答應他如果覺得不舒服，就拿掉，順其自然——。」

我聽著鈺欣反覆地訴說著這些矛盾的心情，她講話的速度好快，不時比手畫腳，就是要讓我們更能理解當時的情境

多麼難以控制。

我不禁在心中感嘆，雖然這些處置在臨床照護中是再平常不過的事，但在家人的立場上，卻是難以釋懷，因為父親曾經清楚地表示不想要放鼻胃管，也不希望被抽痰。

「爸爸之前的醫療意願，妳很貼心和用心都有幫他記著，但是面對這樣的情況，讓妳很兩難，也很捨不得他這樣辛苦及難受。」我試著同理鈺欣的為難，鈺欣的淚水瞬間湧出。

「我們到底該怎麼辦？爸爸這樣太辛苦了……，他說他不要，可是能怎麼辦？難道要看著他去死嗎？」鈺欣摀著臉嗚咽著。

「鈺欣啊！妳們在說什麼，講那麼久，她們是誰啊？」奶奶大概是覺得鈺欣離開太久了，便獨自從病房走到外頭，找尋女兒的蹤影。

「媽！她們是醫院派來關心我們的，她來教我們怎麼照顧爸爸。妳先回去病房，我們還要再講一下！」鈺欣聽到媽媽的聲音，很快地擦乾眼淚，收拾情緒，鎮定地回應媽媽。

奶奶點點頭，說：「妳們講快一點，要吃飯了。」踏著蹣跚的步伐走回病房。

看著媽媽佝僂的背影，鈺欣不斷地嘆氣、搖頭。

「我知道我的心情有點心浮氣躁，講話速度比較快，

妳們也看到我媽這個樣子，要照顧她，又要觀察爸爸的狀況
——，我媽又是個不配合的人，爸爸生病後，她自己身體也
有點狀況，叫她去看醫生，都不聽，真的拿她沒辦法——。
上次爸爸有狀況的時候，她一下說要急救，一下又說要聯絡
禮儀公司，根本沒有搞清楚狀況——。希望妳們能幫我想想
辦法，或是幫我勸勸她，我真的是沒有辦法應付她。」

「我看到妳和媽媽的互動，看得出來很盡心盡力在照顧
他們，這很不容易，妳自己要找時間休息，也要照顧自己的
身體。接下來要面對的事情很多，而且越來越複雜，讓我們
一起來幫忙，好嗎？」我表達關懷與善意，希望能透過肯定
跟承諾，帶給鈺欣一點力量。

◉ 回家心路，輾轉煎熬

始終惦記著鈺欣一家人，護理站傳來爺爺感染控制穩定
了，而且爺爺想回家的消息，我找了個時間去病房看看可以
幫忙什麼。

「護理師妳來了！」鈺欣看到我便熱情地跟我打招呼：
「爸！護理師來看你了。」

快速的進行身體評估後，確認爺爺的狀況真的好了許多，
雖然看上去依舊疲倦，但是痰少了許多，還能跟我說上兩句
話，而且身上的生理監視器移除了，讓爺爺整個看起來清爽

許多，爺爺問我：「什麼時候可以回家啊？」滿是皺紋的雙眼盡是期盼。

「爸，你再等等，醫師還沒有確定你可以出院，等醫師說可以了，我們就回家噢。」鈺欣緊張地打斷我跟爺爺的對話，似乎怕我說出了什麼，她用眼神示意我到門外談話。

走出房門外，鈺欣一股腦說出所有要準備出院的擔心：「我連怎麼照顧爸爸都還不知道，也完全沒心理準備，抗生素才剛打完耶，應該還要觀察看看，確定不會再發燒？或是肺部塌陷的部分都好了，才可以出院吧？出院後有問題我要問誰？爸爸沒辦法坐輪椅，不可能回來門診啊？而且我媽媽根本也沒辦法幫忙⋯⋯，這件事我沒辦法做主──」

鈺欣飛快地說著，並沒有縫隙讓我插話，可以感受到她很慌張，擔心爸爸在家不舒服、擔心自己沒辦法照顧、擔心媽媽出難題。

這些情境雖然對身經百戰的安寧病房護理師來說並不困難，但是對每一個末期病人的照顧者而言，回家從來不是一件容易的事。我聽她說完所有的擔心，同理她的恐懼，暫時吞下所有的衛教指導。

「我覺得他現在不能回家，現在還沒到這個的時候⋯⋯，他在家裡要是喘起來，要怎麼辦⋯⋯？」

　　我牽著她來到氛圍稍微輕鬆的會客室，給了她一個大大的擁抱，她伏在我的肩上放聲大哭。

　　「如果爸爸怎麼了，我怕媽媽會怪我……。」鈺欣終於說出她心底最深的害怕。

　　「媽媽的想法很固執、很難溝通，她會堅持一些莫名其妙的事，在醫院有護理師、有醫師可以幫我跟她說道理，回家只有我跟她，我其實也沒有把握自己到底對不對，我真的很害怕……，主啊，我現在到底該怎麼辦——」

　　鈺欣淚濕了我的肩頭，全身不斷顫抖，我輕輕撫著她的背，稍微和緩之後，她說：「護理師對不起，今天的情緒真的沒辦法控制，我很需要主的力量，我在心裡已經禱告好幾輪了……，可是——，我還是不知道該怎麼辦——」看著慌亂的鈺欣，我握著她的手，感受她的無助。

　　「我們一起禱告吧，雖然我不是基督徒，但是我可以陪妳一起，一起求主保守這個家！」

　　我牽著鈺欣的手，搜尋記憶中禱告的詞句：「親愛的耶穌，請祢疼惜我身旁的鈺欣，讓她在照顧爸爸的時候有力量、有方向，相信祢看見了，她是多麼的孝順和努力，仁慈的上帝，請祢看顧鈺欣的家人，尤其是媽媽，讓鈺欣能放心的照顧好爸爸，請祢常住在我們每個人的心中、讓我們有依靠，謝謝

祢串連了我們每一個人，奉主耶穌基督的名禱告，阿們！」

「阿們！」彷彿感受到主耶穌的恩典，此刻她的神情不再慌亂，鈺欣含著淚握住我的手，我也神奇地感受到來自主耶穌對她的慈愛。

「護理師謝謝妳，陪我。」

鈺欣的臉上不再蒼白，浮起淡淡的血色，眉間的痕跡淡去不少，嘴角扯出靦腆的笑容向我表達謝意，讓我忍不住再給她一個大大的擁抱

「辛苦妳了，這一路來真的很煎熬。」我抱著她，輕輕地跟她說，感覺到一股熱流浸濕了我的肩膀。

「護理師，請妳告訴我，如果要帶爸爸回家，我該怎麼做？」平靜下來後，我們開始討論回家前要學的照護技巧，並介紹回家後可以利用的安寧居家資源。

在鈺欣的懇求下，我陪著她回到病房，鼓起勇氣向奶奶提出要帶爺爺回家的居家照護計畫。

「本來就要回家啊！爺爺不喜歡醫院，回家好！」奶奶說得理所當然，出乎意外的，奶奶沒有鈺欣想像中的反對，我與鈺欣對望了一眼，著實鬆了一口氣，我在鈺欣盈滿淚水的眼裡看見了光彩與信心，或許剛剛主耶穌真的聽到我們的祈禱了。

⊙ 返家之路，安然啟程

「最近跟姊姊們有些意見不合，她們都覺得帶爸爸回家照顧很好，但是他們根本不知道我的壓力，只有週末來顧一天，有狀況還是打電話問我。」

到了預計出院的前幾天，鈺欣仍然有些焦慮，但情緒平穩許多，筆記本裡抄下許多照護重點，她很用心的準備這一切。

也許這就是「上軌道」吧！把慌亂、焦慮、不安梳理好，真實的模樣是：「我想要把爸爸、媽媽照顧好。」有方向、有力量地為著所愛的人努力，一切的陪伴都很值得。

「奶奶，鈺欣和阿娣很棒耶，把爺爺照顧得很好！鈺欣很關心妳，她好害怕自己在忙爸爸的事卻疏忽妳，也怕自己做得不好。」我走進病房，忍不住和床邊的奶奶說。

「唉唷！傻孩子，她很好，這些孩子她最懂事！」聽到奶奶的回答，讓鈺欣有點不知所措。

「奶奶，鈺欣好需要媽媽的肯定，這是她很重要的力量。」我幫著鈺欣向奶奶撒嬌。

奶奶打開了話匣子，聊著他們從認識、生養孩子、孩子大了與爺爺彼此扶持的過程，然後到現在……，老伴病重的不捨，她知道這是人生必經過程，但「陪自己的老伴走這一

段」是人生的功課，很多時候她也不知道該怎麼辦，但是有鈺欣跟孩子們在身邊，她很放心。

　　這是最後一次的訪視，鈺欣和媽媽分別給了我一個擁抱，互道感謝與珍重，我的心很滿足，儘管照顧過程驚濤駭浪，雖然未來可能還會面臨許多艱難的決定，但我現在知道他們會照顧好彼此，也能很放心的交棒給安寧居家團隊，感謝主。

安聆
心語

　　面對未知的徬徨和不安，我們能深刻體會那樣的不確定感，也會盡可能協助及共同討論醫療決策和後續照護計畫，提供合適的照護資源資訊。

　　安寧緩和照護不單只是照護一個病人，而是照顧整個家庭。

03

妳是我最棒的女兒

「有空嗎？我現在非常需要妳這個垃圾桶！」電話這頭的我，靜靜地聽著她連珠炮般宣洩，不時「嗯」、「嗯」回應著，讓她知道我在聽。

與其說是垃圾桶，我覺得更像一個心靈上的休憩站，她雖然總是強悍，卻有著不易察覺的委屈與迷惘，讓她稍微「靠」一下，然後更有力量去戰鬥。

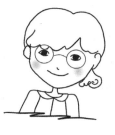

文／葉惠君　護理師

125

那是一個悶熱的夏日午後，我和住院醫師一如往常地拉著行李箱，前往一個新個案家裡進行拜訪，正對著門牌核對地址，就聽到一陣咆哮。

「Ｘ！我到底是不是妳的女兒？妳一定要這麼折磨我嗎？」讓初次訪視的我們愣在門外。

⊙ 就是想要妳在我身邊

「呃，我們現在進去好嗎？」我小聲地和醫師商量，是不是該靜待一個好的時機，再進行拜訪。

毫無預警地，鐵門卻突然被打開了，衝出來的是一位打扮中性面無表情的女子，俐落的短髮染著時尚的灰藍色，手裡緊握著一包香菸與打火機，銳利的眼神說明她是剛剛的主角之一。

突然發現杵在門外的我們，她挑著眉用餘怒未消的眼神，詢問我們是何方神聖？這個見面太過突然，令我一時愣在原地不知所措。

醫師率先回神打破沉默：「妳好，我們是臺大醫院的居家團隊，來看淑芬阿姨！」

眼前的女子冷冷地丟下一句：「噢，她在裡面！」然後就穿過我們，怒氣沖沖地離開了。

　　我戰戰兢兢地進門，只見淑芬阿姨戴著氧氣鼻導管，泰然自若地坐在客廳沙發上，外籍看護坐在一旁的矮凳正小心地陪著，茶几上有一碗吃了一半泡麵，此時的淑芬阿姨散發的強大氣場像極了威儀的皇太后，不難想像剛剛劍拔弩張的場景。

　　我和醫師快速地從錯愕中回神，恢復專業形象，完成了症狀評估、調藥，順道問起了剛剛的衝突：「阿姨，我感覺妳女兒心情看起來不太好……。」

　　淑芬阿姨表情傲嬌、語氣略帶委屈地說：「我不舒服，所以叫她回來陪我，她回來看到我還可以吃泡麵，她就說我狼來了！可是我給她打電話的時候，是真的覺得很不舒服啊！」

　　「有她在，讓妳很安心厚！」我回應阿姨覺得孤單的感受，看著她提起女兒時嬌嗔的模樣，不禁想要多了解這對母女的相處方式。

　　淑芬阿姨嘆了一口氣：「我現在只能靠她了！她在的時候，我很安心啊。」她望向電視櫃上的照片回憶著：「我們以前一起住在上海，因為她工作比較常在那裡，我們一直都在一起，她去韓國出差也會帶我去……，現在我不能跟著她一起飛了。」

　　「以前妳們總是形影不離，可是現在妳哪裡都去不了，

她卻總是要飛來飛去，身邊沒有依靠的感覺會慌，對嗎？」

阿姨點點頭，瞇起眼睛說：「當我想她的時候，我都會打電話給她，然後說『妳現在給我回來！』」說起這句話時，阿姨的聲音氣勢滿滿，但是說完後表情立刻又垮了下來。

「我前幾天和她說我不舒服，要她趕快回來陪我⋯⋯，她應該是滿擔心的⋯⋯，放下手邊所有工作，就搭飛機回來，然後一回來看到我好好的，就生氣了，她可能覺得我在騙她！」

「比起母女，妳們看起來更像朋友呢！很 bodybody 的那種，很關心對方，嘴又很硬，是這樣嗎？」我似乎有點理解她們的相處方式了。

「對啊，我們就是這樣！」

淑芬阿姨開始跟我聊了很多她跟 Jessy 過去的故事，可是直到結束訪視，Jessy 還沒回來。

回到辦公室，我始終惦念著怒氣沖沖的 Jessy，我撥了電話，想讓她了解今天我們對淑芬阿姨的評估及藥物建議，當然更想關心一下她的情緒。

電話一接通，一改先前的冷漠，她很認真地聽我說明今天的訪視結果，直到最後我問她：「妳呢？妳好嗎？」這句話，讓壓抑已久的火山噴發了。

「我就是出來做牛做馬的嗎？什麼事都推給我！」、「我做這麼多，他們都沒有看到嗎？都沒有感激，好像是我欠他們的，是不是？」、「我很閒嗎？開會開到一半，她一通電話，我就得從上海飛回來？她以為從上海到台北坐捷運就可以到嗎？」

Jessy 一口氣說完這幾年來所有的不平，還不時夾雜著豐富的語助詞，深刻感受到她承受多麼巨大的壓力跟委屈，在驚嘆她超強的執行力之餘，我想這都源自於她對家人深深的愛。

最後，她跟我說：「護理師，不好意思讓妳聽我講這麼多，我有重度憂鬱症，我現在也都要吃很多藥，很謝謝妳願意聽我說。」

現在才知道，病歷裡家族樹上被標註在上海的大女兒 Jessy，其實常常在台灣和上海兩地奔波，是最常出現在媽媽身邊的人，不僅淑芬阿姨依賴她，一雙弟妹因為工作不穩定，也經常需要仰賴 Jessy 的經濟支援，雪上加霜的是，此時爸爸竟然被診斷出肝癌，一時間蠟燭多頭燒，饒是 Jessy 有三頭六臂，也被種種的壓力壓得喘不過氣。

如果，我的陪伴可以讓 Jessy 在沉重壓力中重拾力量，讓她能繼續面對生活中諸多嚴峻的挑戰，我很願意當這個情緒垃圾桶！

◎ 可不可以，陪我飛一趟日本

「有空嗎？我現在非常需要妳這個垃圾桶！」電話一接通，就傳來 Jessy 氣呼呼地抱怨。

「我媽媽剛又在奪命連環 call 了！明知道我正在上節目沒辦法接電話，還一直唸我，怎麼可以不接她的電話……，結果她要講的都是弟弟妹妹的事，我覺得我好像是來還債的！」

「我是專門賺錢、照顧別人的機器人嗎？」雖然不知道發生了什麼事，在電話這頭的我，靜靜地聽著她連珠炮般的宣洩，不時「嗯」、「嗯」回應著，讓她知道我在這。與其說是垃圾桶，我覺得更像心靈上的休憩站，她雖然總是強悍，卻有著不易察覺的委屈與迷惘，讓她稍微「靠」一下，然後更有力量去戰鬥。

「惠君，我媽說她想去日本，我剛打給旅行社，他們說有一些文件需要醫院開……，妳覺得醫師會願意開『同意她坐飛機』的證明嗎？」一陣發洩過後，Jessy 說出她真正的需求，原來淑芬阿姨想去日本看小女兒，即使 Jessy 在遠方，也總是使命必達、想盡辦法想要完成媽媽的願望。

幾天後的家訪，我與醫師正評估著她的身體狀況是否適合飛行，坐在淑芬阿姨家的客廳裡，阿姨說了好多她對日本的想念。

「妳看這張，這是我二女兒，她嫁去日本，我有段時間住在那兒，我們在那裡有個房子，如果有機會真想再去那邊看看……。」淑芬阿姨翻著相簿和我說了許多家裡的事，還有她的小心願。

我指著一張她幾乎笑彎了腰的照片：「哇，阿姨妳笑得好開心喔！」

淑芬阿姨端詳著照片，然後霸氣地笑了起來：「哈哈哈，我在玩 Pa-chin-ko 啦，唉唷，這樣賭博的照片怎麼被妳看到了！哈哈哈哈！」

除了 Pa-chin-ko 之外，淑芬阿姨講起清酒、味噌、溫泉、秋楓、瑞雪，還有那時和孩子們一起住在日本的種種回憶。

「阿君哪，妳覺得我有沒有機會再去看看？」淑芬阿姨的眼裡滿是懷念。

「我來跟醫師討論看看好嗎？我也要跟 Jessy 研究看看怎麼去會最順利，我們非常在意妳的安全啊！」

「當然、當然，妳們快研究，如果我 Pa-chin-ko 小贏的話……，我回來就請妳吃飯。」淑芬阿姨搓搓指尖，看起來已經迫不及待要坐上吧檯了。

回到辦公室後，惴著不安的心，撥了電話給 Jessy 討論行前準備：「雖然我們這幾次去看淑芬阿姨，覺得症狀是『相

對穩定』，甚至能有一段時間不用戴氧氣、可以拄著拐杖走一小段路，但也擔心起飛之後，會不會隨著氣壓不同造成身體的不舒服，那不舒服該怎麼辦呢？如果這趟旅程真的出了什麼事……。」

Jessy 語氣堅定地打斷我：「放心！我們都知道最不好的狀況，這一路來，我們都是有心理準備的，如果這是她的願望……，她真的很想再回去日本一趟，我希望可以幫她完成！我不想有遺憾！」

這番話是我與醫師的定心丸，醫師開立了「適航證明」，同時遠方的 Jessy 相當有效率地將一切打點好，她一從上海回來，便立刻帶著父母飛往日本的家。

那個禮拜，我懷著不安又興奮的心情，每天遠端看著 Jessy 用通訊軟體傳來他們在日本的一切，看淑芬阿姨被裹得像顆粽子，坐在雪中的室外湯屋泡腳，還有母女搶食一碗美味的味噌拉麵，最精彩的是夫妻倆接力打著 Pa-chin-ko，每一張照片，他們都笑瞇了眼，絲毫不見病態。那年是近年最冷的寒冬，淑芬阿姨和先生還有孩子們戴著毛帽、圍巾，臉紅通通的，心一定也很暖和。

直到淑芬阿姨回到台灣，我去家裡看到她心滿意足的樣子，才真正的放下一顆心。

☺ 妳當然是我最棒的女兒

從日本回來後，隨著疾病與器官功能的惡化，淑芬阿姨精神越來越不好，Jessy 時常早上在上海、下午在台北，簡直把飛機當成高鐵坐，最後她乾脆暫停手上所有工作，回來陪媽媽。

只是母女倆的爭吵沒有停止的時候，感覺她們的相處好像情侶，彼此依賴也很愛拌嘴，嘴裡說不再理會，卻總是及時出現在身邊。

有一次淑芬阿姨和我說：「我只有 Jessy 可以靠，她在，我就安心！」

在一個靠近淑芬阿姨生日的日子，淑芬阿姨跟 Jessy 又因為一些事鬧得不愉快了，我靜靜地聽 Jessy 訴苦。

「我現在不想要和她說話……，下個禮拜就是她七十大壽，本來想說帶她吃頓好的，算了，取消了啦！」Jessy 像個鬧彆扭的孩子。我告訴 Jessy，淑芬阿姨曾經跟我說過對 Jessy 的肯定，Jessy 雖然嘴裡說不相信，但是我從她軟化的眼神裡知道，她相信媽媽是愛她的。

一週後，Jessy 還是帶著淑芬阿姨去她喜歡的餐廳，並且找了許多人一起慶祝，大家向淑芬阿姨祝壽，她就像巨星一樣被簇擁著。

還有人說:「阿姨,妳真的生了一個很好的女兒,這麼有成就又這麼孝順。」

淑芬阿姨笑得合不攏嘴,頻頻跟大家說:「對,我女兒最棒。」

其實,淑芬阿姨太知道 Jessy 的好了,只是沒有掛在嘴上罷了。

◉ 謝謝,這一路來妳的陪伴

「Jessy,妳最近什麼時候可以回來……,媽媽現在血壓不太穩定……,這次……應該是真的了!」

禁不住公司老闆的請託,Jessy 去上海處理公司的緊急事件,可是 Jessy 離開沒多久,淑芬阿姨的病情就出現了重大改變,我先安排她住進安寧病房,同時趕緊聯繫在上海的 Jessy。

「阿君!我下飛機了,我在臺大醫院,可是我現在沒有辦法踏進病房,我好難過,這是真的嗎?」Jessy 慌亂地打電話給我。

走出辦公室,我就看到 Jessy 在走廊上焦慮來回踱步的身影,這是我不曾見過的樣子,不管是商討解決之道或是向我抱怨,她總是生氣勃勃。

我快步上前給 Jessy 一個擁抱，陪她一起走進病房。

Jessy 深吸一口氣走到床邊，看見已進入彌留階段的母親，跪立在床旁說：「媽媽！謝謝您，喘著每口呼吸等著我回來……，我真的很愛您……，我來晚了，讓您受苦了……對不起……。」

她親吻著母親冰冷又發紫雙手，用力緊緊抱著淑芬阿姨，說著感謝與抱歉，但始終不敢跟淑芬阿姨道別。

於是，我拍拍她的肩膀，給了她勇氣，她忍住悲傷說：「媽媽再見──」冥冥之中，淑芬阿姨似乎有聽見，漸漸慢下呼吸、停止呼吸。Jessy 再也忍不住，眼淚潰堤而下，我靜靜陪伴著她的哀傷。

◉ 媽媽，我很想妳

「我以前老是說她又在奪命連環 call，那個時候真的想把手機關掉，妳就會跟我說要珍惜這樣的她，也許哪一天她真的不在了，也沒有人會再 call 妳了。」

「我現在會看著手機，查以前媽媽的手機記錄，很難相信這支電話號碼真的不會再打給我了，我還回撥回去真的沒有人接了！」

「我媽，真的走了──」

「我心裡和我媽說，我把妳接到一個淨土了，也都照著妳的想法，用樹葬的方式……，妳不痛不喘、好好過日子，不要擔心我，而且妳知道嗎？我把她的照片帶回上海的家。那一天回到家，我還很鄭重地跟她說：『媽媽，我帶妳回來了！』我還有一張小張的照片，我和爸爸吃飯的時候，都把那張小照片放在旁邊的位置，我們又一起去打了一次 Pa-chin-ko……。」

「這次滿一百天回來做祭祀的時候，我哭了，我感覺到她真的已經不在了，真的不在了。」

淑芬阿姨往生後的第一百天，Jessy 回來醫院找我，我一樣靜靜地聽她說、陪著她一起流下眼淚。

我也好想她，想念她女王般的笑聲，還有她們一家人在日本團圓的時光，我的心好暖、鼻子好酸。

我擁抱 Jessy，告訴她妳有多麼棒，在最後一段日子盡心盡力孝順著，讓淑芬阿姨沒有遺憾，安心地離開，她會一直活在妳心裡、給妳力量，幻化成天上一顆星星守護著妳，不曾離開。

「對！媽媽一直守護著我，就像沒有離開過。」

安聆
心語

　　每一個人都有無限的潛能與靈性力量，需要的
是有人願意傾聽、願意相信、願意等待，適時地讓他
依靠，讓他們在最終能夠邁過這最重要的一步。

04

美惠

「天哪！妳辛苦了！」我忍不住上前擁抱
三姊，驚覺三姊好瘦。

心疼這弱不禁風的身體要承擔這麼多，不
管是照顧阿中還是安撫媽媽，三姊都一力承
擔，我的心被狠狠地撐著。

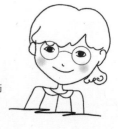

文／葉惠君　護理師

　　這是我與他們的故事，因為他們，我體會到世事無常……。

　　那是在一個飄著細雨又悶熱的五月天，我結束上午的居家訪視，匆匆回到安寧病房，與阿中和三姊一同討論出院計畫。

◉ 相遇，揹起照顧責任與不安

　　阿中是口腔癌末期，右邊臉上有個大大的腫瘤傷口，平常有厚厚的紗布，眼睛被腫瘤擠壓到只剩一條線，看不出原本的長相，濃重的腥臭味劈開了他與人的距離。

　　雖然做了氣切手術，但是只要壓住氣切管他還是可以講話，只是阿中很安靜，多數時候只會點頭、搖頭和彎起大拇指說謝謝。

　　「我很擔心他這樣怎麼出院？傷口這麼大，還常常出血，我不知道如果他在家發生大出血，我不知道該怎麼辦？」眼前的中年女子年紀約莫四十來歲，身材瘦削，一頭長髮隨意的紮起，神情充滿擔憂，她是阿中的三姊。

　　「阿中沒有結婚，只有我能照顧他，家裡還有個老媽媽，媽媽跟阿中的感情很好，她看到他這樣會凍免條啦！我們照顧阿中還要顧媽媽，顧不來啦！」三姊很擔心阿中回家要面

臨的挑戰。

「不用擔心！我想陪媽媽！我要回家，回家比較好。」阿中一手壓住氣切孔，急切地想要表達自己的立場。

我能理解三姊的照顧壓力，也想幫阿中在一切都還沒有太糟的時候，回家多陪陪家人。我試著讓三姊了解居家照護能提供的支持，在阿中的堅持與我的推波助瀾下，三姊只好妥協，帶著一顆不安的心回家了。

阿中租屋處坐落在俗稱棺材街的街道上，住戶的經濟都不好。

房子不大，可是他家的神桌很大，約有二十幾尊神像，都是媽媽撿回來供奉的。

阿中、媽媽、三姊，還有一個中風的弟弟，一家人擠在三房一廳的空間裡，他們的經濟負擔很大，靠著殘障津貼、阿中生病前累積的積蓄與三姊不時兼差打零工過日子，然而照顧的重擔完全落在三姊身上。

◎ 回家，有姊姊疼、有姊姊愛

簡單的環境評估後，開始幫阿中換藥，揭開阿中臉上的紗布，我震驚地倒抽了口氣，沒有紗布遮掩，阿中右半邊的臉是空的，血管、骨頭清晰可見，還夾著黃色的腐肉跟黑色

的結痂，無預警地一道血注直線噴出……。

「哎呀！又出血了！」三姊嚇白了臉，驚叫了一聲。我反射性地拿起紗布壓住傷口，阿中的表情很淡定，似乎早已司空見慣。

在一陣忙亂過後終於止血，正當我跟三姊討論要如何包紮傷口時，阿中突然變得很激動，一直比手勢「快點蓋起來！」阿中壓住氣切口，急切地想要表達。

「你放心，媽媽還在睡午覺，剛剛是弟弟的聲音。」三姊安撫著阿中，一面向我解釋：「阿中怕媽媽擔心，不想讓媽媽看到傷口。」這才知道以前阿中都是自己對著鏡子處理傷口，家人都不知道阿中病得這麼嚴重，現在傷口越來越大，才交由三姊幫忙換藥。

「他什麼都自己來，就是不想要我們擔心，變得這麼嚴重才讓我知道……。」三姊垂著淚，說著她的心疼。

她說有一天夜裡起床察看阿中時，突然聞到有一股很重的血腥味，打開燈一看，發現整個床單上都是紅艷艷的血跡，三姊說她嚇壞了……，一邊哭一邊幫他換紗布、換衣服、換床單，不忘跟阿中講：「你免驚，三姊在，三姊會照顧你，會幫你處理好！」

三姊說到這裡表情餘悸猶存，聲音都哽咽了，阿中伸出

手來，輕拍著三姊試圖安撫她。

看著這一幕，我也紅了眼眶，忍住內心的激動，教三姊準備深色的床單，不至於在出血的當下被大片殷紅嚇呆，並說明傷口止血、出血的照顧方法，訪視結束時一向安靜的阿中，壓著氣切管跟我說：「謝謝你們沒有放棄我。」

回程的計程車上，我仍久久無法回神，心疼這份在風雨飄搖中仍緊緊地守護著對方的深情。

◉ 堅強的女人，扛下屋內風暴

「為什麼我這麼歹命啊！」

「媽，妳不要再哭了，身體會受不了，阿中聽到會難過啦……。」

還沒有走進阿中家，在長長的樓梯口，便聽到媽媽正嚎啕大哭，夾雜著三姊低聲勸解。在一陣急促的腳步聲後，三姊披散著頭髮來幫我們開門。

我每個禮拜都要來看三姊與阿中這家人，已經數不清這是第幾回了，門一打開，濃重的傷口腥臭味，混和著刺鼻的菸草味撲面而來，將近一年下來，已逐漸習慣這樣屬於他們家的氣味，很自然地走向窗邊，打開窗戶，散開一室的沉重。

「葉護理師不好意思，我媽今天心情很不好。」看著憔

悴的三妹，媽媽正坐在神壇前面哭，客廳裡一桌的飯菜沒有動過的痕跡，已經是下午二點，她們似乎還沒有用餐。

「我這一輩子都沒有做壞事，這麼虔誠地拜拜，希望阿中可以好起來，可是為什麼啊？天公伯還是要把他收走？」媽媽看著神明，滿臉淚水，情緒顯得相當激動。

三妹啞著嗓子柔聲勸著媽媽：「媽，葉護理師來看阿中了，妳先吃飯，好不好？」

「阿中走了，我也不要活了！」媽媽哭得聲嘶力竭。

「媽媽看到傷口了，阿中今天跟媽媽說要她好好照顧自己，他覺得自己快撐不下去了。」三妹輕聲跟我解釋。

「天哪！妳辛苦了！」可以想像三妹正處在一個暴風中心，忍不住上前擁抱三妹，驚覺三妹好瘦，心疼這弱不禁風的身體要承擔這麼多，不管是照顧阿中還是安撫媽媽，三妹都一力承擔，我的心被狠狠地擰著，好希望能為她做點什麼。

我轉身在傷心欲絕的媽媽身邊坐下，輕輕撫著她的背，想像白髮人送黑髮人的痛，眼前的老婦人經歷了先生早逝、小兒子中風，阿中曾是媽媽最強大的依靠。

心想雖然沒有什麼言語能化解媽媽心中的痛，仍想要讓媽媽感受到我的誠意，同理著媽媽心裡的痛，陪著媽媽聊她心裡的阿中，媽媽的眼淚像串珠一樣，一顆接著一顆落下，

哭到讓人鼻酸。

而我心酸的發現，在重男輕女的媽媽心目中，從來沒有三姊的位置，忍著對三姊的心疼，我盡力安撫媽媽，不僅是為了讓阿中放心，也為了減輕三姊的負擔。

整個下午，我陪著媽媽跟三姊一起幫阿中換藥，訪視結束已是黃昏時分。

「葉護理師，謝謝妳來，看到妳，我就放心好多！」堅強的三姊感激地拉著我的手久久不放開，濃濃的菸草味包圍著我們。我忍不住提醒三姊注意健康：「三姊，妳辛苦了，菸少抽一點啦！要記得吃飯！」我輕輕地拍著她的背，希望能傳遞一點力量給她。

沒多久阿中走了。

在三姊的陪伴下，阿中在睡夢中離開，沒有痛、沒有苦，記得那是個細雨霏霏的清明時節。

◎ 為自己而活的妳，如此美麗

阿中離開半年後，在一個深秋微涼的夜晚，我接到三姊的訊息。

「葉護理師，我尿尿有血，腳水腫，不知道要找誰幫忙？妳可不可以幫我掛號？」三姊被診斷出自體免疫疾病，沒想

到病情進展很快，不到一個月就住進了加護病房，共照護理師跟我說她要幫三姊舉行一場婚禮，有個男人等了三姊十幾年了，他說結了婚，三姊就是他們家的人，可以入他家的墳，就不會變成孤魂野鬼，四處飄零……。

三姊的婚禮在加護病房舉行，我站在病床邊，一直哭，可是三姊笑了，她拉著我的手，知道我捨不得她。

新郎提起三姊，有濃濃的不捨。我知道他說的那個三姊，那個瘦小的女人從早忙到晚，沒日沒夜地照顧一家人。

她只知道時間到了要幫阿中灌食、灌藥、傷口濕了要換藥、傷口又出血了要趕快止血、為了預防肺炎要拍痰、化痰、門診時間到了要去幫阿中拿藥，好不容易安頓好阿中，轉身又開始忙著洗弄髒的床單、洗衣服、煮三餐。

媽媽傷心難過時，顧不得還空著肚子，又得坐下來勸解媽媽，媽媽因為心情不好，沒少拿三姊出氣，她都一一忍下來。

這樣的三姊沒有自己，只有家人。

可能她早就生病了，只是她都忽略了，我們也沒有想到怎麼會這樣子。

我靜靜地聽新郎講三姊，眼淚又再度決堤，感到無限痛惜，此時的我不是「葉護理師」，我是三姊的朋友。

婚禮進行曲響起時，我淚如雨下，看著新郎新娘交換婚

戒宣告誓言，從新郎的口中才知道三姊有個名字叫做──「美惠」。

這麼多年了，「三姊」早就是她的代名詞，一直在為別人而活，忘了自己是誰，我們也都忘記她是誰，直到從新郎口中叫出的這一聲「美惠」，為她套上戒指，我看到三姊的眼角流下淚水，唇邊揚起幸福的弧度，她終於活回了真正的自己！

無奈的是，破敗的身體與那一身幸福的白紗，形成強烈的諷刺，讓我不知道該為她高興還是哀傷。

晚上迎來那年第一道寒流，靜謐的深夜裡我突然哭著從夢中醒來，眼淚無法停止，止不住的冷襲上心頭，我有個感覺，三姊走了，她來跟我說，再見！

滿腦子都是那段與阿中及三姊相處的點滴。如果可以，我是不是應該再多叮嚀三姊注意身體？是不是要叫三姊少抽幾根菸？是不是該建議三姊去追求自己的人生？這樣三姊就可以好好活著？沒有人能給我答案，只有淚水和著無限惋惜留在午夜夢迴。

美惠，我會一直記得妳，記得妳堅強的身影，記得妳溫柔地叮嚀，記得妳套上戒指那刻燦爛的笑容。

我不會再哭了，因為我知道，現在的妳很幸福，我很替妳高興，妳有個歸宿，終於有人疼妳、照顧妳了……。

安聆心語

因為愛，你可能為他傾盡所有，工作、青春與健康，不惜一切。

請記得在你的背後，還有那些愛你的人，請為自己也為那些愛你的人，珍重自己、保有自己。

05

我可以不去考試，
我想陪媽媽

「媽媽最近常發燒，昨天晚上也是，發燒的時候都很不穩定，她現在需要我⋯⋯，你們不要再說了！我可以等到七月再考指考！」

原來這個家庭現在不單是面臨家庭成員的重病，還有考生的壓力，我聽著、陪著，到底要怎麼做才能周全呢⋯⋯？

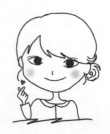

文／汪慧玲　護理師

一月底的某天，時值隆冬，濕濕冷冷的天氣，一般人都覺得不適，更遑論重症的病人。

連續幾天的大量照會已經讓我體力透支，看著一張四十歲左右女性的新照會單，快速了解大略病況和家庭狀況，病情似乎不太樂觀，我揹起訪視包跟死神賽跑，希望在她最後的階段可以幫上一些忙。

◉ 臨終現場，準備談「善終」

醫院舊大樓的外牆，古色古香的磚紅一肩扛起寒冬，窗外是伴著風霜的枯枝與落葉，籠罩病房的寒意椎心刺骨，即使隔著毛衣外套，仍感到冷冽寒風撲面而來。

「琪琪，我是家醫科護理師，醫師很關心妳，請我來看看妳有沒有不舒服、擔心的事情，一起來幫忙喔！」望著琪琪空洞茫然的眼神，我握著她試圖高舉、顯得煩躁的手，輕輕地安撫著。

琪琪的姊姊坐在床邊，操著濃重的鼻音：「琪……，護理師來看妳喔！」她輕柔地撫著琪琪的頭髮，紅著眼眶，哽咽回應我：「她現在認不得人了，血壓很不穩定，有用升壓藥，但她看起來真的好痛苦！」

只見琪琪戴著非入侵性正壓呼吸器（BiPAP），脖子不停扭動著，四肢水腫，看起來真的不太舒服，而姊姊試圖壓抑

自己的淚水，溫柔地陪著琪琪，希望成為她的力量。

我感覺琪琪走在鋼索上，隨時會離開。

心裡想著這些醫療處置雖然讓「生命徵象」看起來穩定，但難有實質療效，多數時候反倒徒增病人的不適與家人的不捨。

我想，我必須來和家人聊聊他們對病情的了解、對照護的期待，試試看有沒有辦法讓病人回歸自然病程，好好地走。

◎ 請告訴我，怎麼做對媽媽最好？

病房裡還有琪琪的哥哥、妹妹、兩個兒子與公公，一家人圍著我坐成一圈。

大兒子清楚地描述整個治療過程與照顧細節，我發現他們對琪琪治療狀態瞭若指掌，也看到病歷上沒有呈現的期待和糾結。

琪琪的妹妹率先拋球：「這幾天開始用一種新藥，醫師有說機會不大，但我們很希望能看到效果。」

再來是小兒子謹慎地道出他的發現：「媽媽這幾天的呼吸很喘，給她戴上 BiPAP 後，看起來更不舒服，一直搖頭掙扎、兩隻手一直揮。」

琪琪的哥哥凝重地問：「護理師，我們這樣做到底對不

對？」

接著，十七歲的大兒子問了一個關鍵問題：「媽媽有辦法再回到家嗎？這個藥有幾成的機會，可以讓媽媽恢復到以前的狀況？」

我想，這是大家最在乎的事，和媽媽一起「好好生活」跟「媽媽虛弱地活著」是完完全全不一樣的事情，我試著釐清他的想法：「你好希望媽媽可以多陪陪你們？」

他點頭回應：「媽媽太辛苦了……，我現在只想知道有幾分之幾的機會，我們會再討論！」大兒子心中的天秤一直在衡量著該怎麼做，這幾天肯定沒好好休息，頂著雜亂的頭髮、沉重的眼皮，看得令人心疼，而掩不住的是他原本溫潤如玉的模樣，還有他愛媽媽的心，我坐在身旁，感受到他凝著所有力氣和我討論。

我搭著他的肩，緩緩地肯定他的努力：「你為了媽媽想了好多辦法，關於藥物的事情，因為這是新的藥，我不太清楚，我會再請主治醫師和你們說明。但是我剛剛感覺到媽媽有一些不安和不舒服，這是我們可以同時進行、幫忙的！」

大兒子立刻答應我：「好，我們該怎麼做？」隨即亮起眼睛，專心地聽我說。

「媽媽現在真的很虛弱，可能沒有辦法自在地控制自己

身體，這是很常讓人害怕的狀況，所以你們在旁邊陪伴，可以握著她的手，和她說你們今天發生的事情，這對她來說會很有安全感。」

大兒子小小聲說著他曾經所做的努力：「有……，我有這樣做，但是她沒有回應，我叫她，她也都不理我……。」

我挪動椅子再靠近他一些，說著：「媽媽現在都聽得見，只是沒有力氣回應，我們要穩穩地陪伴她，讓她知道她在的地方很安全，也可以試試看和媽媽一起翻翻以前出去玩的照片呀，讓媽媽知道我們都記得並且珍惜那些時光，我們很愛她！」

大兒子眼眶泛起淚，結巴地回應我：「可是，我跟媽媽的照片很少，因為後來我念書之後，就比較少出去玩了。」

「媽媽會不會很希望你明天去考試？」坐在一旁始終沉默的爺爺突然插話。

孩子的爺爺天外飛來一筆，將大兒子推向舞台的中心。

大兒子扯著喉嚨大聲地回應：「爺爺，你不要再講這件事了，我不會去的，媽媽現在很需要我。」

此時大兒子劍拔弩張的樣子，與剛剛和我溫柔討論如何照顧媽媽的模樣形成強烈對比。眼前的情境讓我懵了方向，滿臉疑惑。

⊙「去考試」或「陪媽媽」？哪個才是最佳解答？

「媽媽知道你一直以來很努力地準備明天的考試，如果你去完成了，是不是讓媽媽比較安心？」爺爺沙啞慈祥的聲音，試圖勸說著眼前悲傷的大男孩。

「我不去！我決定好了！」大兒子含著淚，眼睛瞪得大大的看著爺爺。

孩子的舅舅接著說：「對呀，媽媽會很希望你去的，她不會希望我們因為她改變生活……，就當作是你需要休息的時候，我們和你輪流陪媽媽呀！」

兒子努力地舉證，想要說服大家：「可是媽媽最近常發燒，昨天晚上也是，發燒的時候都很不穩定，媽媽現在需要我！」

接著孩子的阿姨也加入遊說的行列：「會不會你明天去考試，就是圓了媽媽的心願？她真的很希望你是個有成就的孩子。」

大兒子堅定地回應：「我可以七月再去考指考，你們不要再說了！」持續與長輩們對峙。

「就是怕你這樣，媽媽之前才不告訴你們病情，她多擔心耽誤到你們，我們吵了很多次……，我們大人都難面對的事情……，更何況是你們！不管你明天要不要去考試，我都尊重你，但我希望你去。」

　　一個宏亮的聲音從門口傳進來，走入一個中年男子，個子不高，但是體格壯碩、神情嚴肅，雙眼佈滿血絲，滿臉鬍渣吐露著他的疲憊。

　　他，是孩子的爸爸。

　　兒子大吼：「媽媽怎麼那麼自私、這怎麼這麼難，比考試還難……。」他再也堅持不住，崩潰衝出病房。

　　爸爸的出現，讓氣氛沸騰到最高點。

　　劇情發展出乎預料，讓我愣在原地。

　　腦子快速處理大量湧入的訊息，明天有什麼重要考試？學測？原來這個家庭現在不單是面臨母親重病，還有一個面臨一生榮辱關卡的考生，這個故事裡竟然有兩條主線！

　　我的心很亂，一時之間不知道怎麼面對眼前的僵局，再看一眼先前覺得是無效醫療的 BiPAP、升壓劑，驚覺這家人試圖延長琪琪的生命，可能不單單只是情感上的捨不得，或是爭取新藥所需的作用時間，更可能是為了讓兒子能順利完成人生重要考試，而向死神申請緩召。

　　原本心裡草擬的說帖──引導家人把握時間支持陪伴病人、撤除維生醫療，回歸自然病程的話，一句都說不出來。

　　眼前的大人們各個神情沉重，剛剛的事件引爆大家緊繃的神經，現場一片寧靜，我的存在顯得無比尷尬。

我鼓起勇氣，試著同理長輩們的為難：「可以感受到要做大人好難。要煩惱琪琪的病情，也擔心兒子錯失明天的機會，之後可能會很辛苦！」

琪琪妹妹緩緩地說：「他從小就比較不容易和別人說心裡話，非常依賴媽媽，什麼事情都只跟媽媽說。懂事後，我姊姊很希望他成為一個有用的人，一直要他好好念書，他很聽話乖乖念書，卻錯過了陪伴媽媽的時光，這對他來說衝擊很大。」

聽完這些，我想，我更能了解這家人的難處了。

◉ 無論如何，你都是媽媽最愛的孩子

我在會客室裡找到大兒子，他頹喪地坐在椅子上，沉著臉，發呆。

「可以聊聊嗎？」我遞了張衛生紙給他，試圖傳遞我的善意：「可以坐在你旁邊嗎？」

兒子無聲點點頭，我陪著他靜靜地坐了一會兒，冰冷的空氣充滿無能為力的沮喪，如此地尖銳，令我也感到疼痛。

我試著同理他的無助：「現在心裡好亂，不知道怎麼做比較好？」

一陣靜默後，兒子慢慢地說出他的想法。

「我會在事情辦完後，再去參加七月的指考。我唸書不是最近才在念，而是一直都有在唸，所以如果去考指考，對我來說也不會太難。」

感受到他不是衝動地做這個決定，我想確認他的想法：「你知道媽媽對你的期待，心裡已經有計畫了？」

兒子點點頭，自信而篤定地看著我。

「你現在最想陪在媽媽身邊，因為你好愛她⋯⋯，好怕時間不夠！」我也篤定地看著他，替他說出他沒說出口的愛。

他搗著臉壓抑地哭著，斷斷續續地說他們還來不及完成的遺憾：「我們在一起的照片好少⋯⋯，原本說好等我考上大學，要一起出國⋯⋯。」

我搭著他的肩，輕撫著他的背，陪著他把心裡的難受，隨著眼淚流出來。

「這些決定真的都好難，只要是你充分溝通討論、深思熟慮的結果，就是最合適的決定⋯⋯，無論明天要不要去考試，我想大家都會支持你，也都知道你好愛媽媽，你負責又體貼，相信你已經是媽媽期待中的好孩子了，你很棒！」

我陪著兒子梳理情緒，跟他一起與家人共同討論去考試的計畫，也讓長輩知道兒子的想法、對琪琪的愛。面對長輩們的殷殷期盼，兒子稍微妥協，同意如果媽媽沒有生命危險

就會去考試。

　　一家子討論的內容很周全，包含出發前的準備、休息時間與醫院連線、若媽媽發生什麼事要怎麼讓考場知道，以及孩子的爸爸會去陪考，大家都會支援照顧媽媽……，鉅細靡遺沙盤推演，就是為了讓兒子可以放心考試。

　　隔天早上，接到病房護理師的電話，得知琪琪昨晚發高燒、血壓下降，意識更不好了，鋼索變得更細、更不好走了。

　　大兒子最終沒有去考場。

　　他一開始問過我：「媽媽有辦法再回到家嗎？這個藥有幾成的機會，可以讓媽媽恢復到以前的狀況？」相信他自己找到了答案，理解到媽媽已經進入「臨終過程」，為了不讓媽媽再難受，主動提出拿掉 BiPAP 的想法，還請我可以提供「止喘藥物的建議」，好讓琪琪最後一程平順舒服。

　　家人們很支持大兒子的想法，一家人緊緊相依，不只是為了琪琪，也為了親愛的家人和努力生活的彼此。

　　「琪琪在兒子們的擁抱下，穿得很漂亮地離開了。」下午，我收到病房護理師傳來的訊息，心裡很踏實，最終平安落幕了。

琪琪，我想和妳說，妳的孩子們都好棒、好懂事、好愛妳。

謝謝妳讓我和同事們開啟了「父母心事」的話題，父母總希望孩子們努力，喜歡看他們全力以赴的背影，每次的成長、轉變都是父母的驕傲，孩子永遠都是爸媽眼中最棒的寶貝。

希望一切都好 :)

安聆心語

孩子是父母的心頭肉，覺察孩子的需求、照顧好病人的摯愛，病榻上的爸媽也才能放心地前往下一個旅程。盡心盡力地過好每個時刻，每個決定都是當下最合適的決定。

06

謝謝妳來當我的孩子

> 　　輕輕摟著哀傷的媽媽，手心傳來濕冷微弱的氣息，媽媽絕望地看著我，問著：「為什麼跟說好的不一樣？」
>
> 　　這道問題的解答，我也不會。我只能抱著媽媽，陪在她的身邊，試圖給她一點支持的力量……。

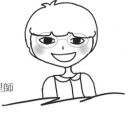

文／陳怡安　護理師

小芮，三十二歲的女孩，剛剛完成國立大學博士學位，正準備展開燦爛的人生旅程，卻因為連月以來的經血量異常，診斷出卵巢癌。

短短一個多月，病魔以驚人的速度盤據了這個年輕的身軀，儘管立刻進行手術及化療，病情卻不見起色，原本豐腴的臉龐像洩了氣的氣球迅速消瘦，而女孩大大的眼睛裡依舊閃爍著對未來的希望。

◉ 哭吧！讓我替妳女兒擁抱妳

會議室裡，安寧團隊醫師正仔細斟酌著要如何向家屬解釋病情，讓家人理解治療上的困境，父親及弟弟神情凝重。

低頭啜泣的母親突然跪下來，抓著醫師的手哀求：「求求你們救救她！她的大好人生才要開始，她才剛剛畢業啊！」這突如其來的動作，讓大家愣住了。

「老天爺為什麼這樣對我們？為什麼一點機會都不給我們？這輩子我和她爸勤懇踏實、熱心公益，不求老天保佑什麼，但也不該讓我女兒得到這種病啊！」傷心欲絕的母親癱軟在地。

看著眼前絕望的母親，我也不禁動容，現實如此的殘酷，不知道要怎麼安慰她，只能試圖傳遞一點溫情，輕輕擁著她，撫著抽泣的背脊，不時遞上衛生紙。凝結的空氣中，只有母

親哀切的低吟，喃喃地反覆著一句話：「只要能治好她，怎麼做都可以……。」

「台北好可怕，我們要趕快好起來，回鄉下去！」母親口中不斷叨念著。

芮芮身體一向健康，是在田野裡長大的孩子，才來台北幾年，怎麼就變成這個模樣了？

「芮芮不會被擊垮，對不對？她一向很努力，也一直很堅強，她可以度過難關的，護理師，對不對？」母親認真地抓起我的手，試圖向我尋求保證。

面對一個即將失去孩子而近乎瘋狂的母親，我知道怎麼說都難以安慰她的悲痛，而沒有回應也不行，只好硬著頭皮試著說些同理的話：「媽媽，妳是不是覺得這就是一場噩夢，是不是醒來就沒事了？」沒等我說完話母親又哭了，心裡嘆息著開口真的很艱難，乾脆攬過母親，陪著她掉眼淚。

「護理師，謝謝妳這樣陪我，妳很忙吧！對不起，佔用了妳這麼久的時間！」不知過了多久，這位母親淚水才稍歇止，略帶靦腆地跟我道歉，讓我有些受寵若驚。

「你們老家在哪裡？」我很好奇，眼前這位樸實有禮，而且覺得台北很可怕的婦人，是來自哪裡？

「我們住在池上。你知道池上在哪裡嗎？」母親有禮地

回應我。

「池上？我家住富里呢！」我相當驚喜，詫異我那遠在天邊的老家，竟與她們近在咫尺。

突然，我們之間不再只是病人家屬與專業護理師，彷彿聞到家鄉泥土的芬芳氣息，沉滯的氣氛一下子活絡起來。

我們開始聊起種種鄉下生活趣事，也聊起小芮小時候在田間奔跑的頑皮模樣，還有她是一個多麼貼心的女孩兒。

聊著聊著，母親流著淚問我：「是不是我給她生了個壞身體，才讓她得這種病？」她哭著檢討著自己：「芮芮生活單純，還這麼年輕，不應該這樣啊！一定是我哪裡做錯了？」又吶喊著說：「雖然不求好人有好報，可是也不應該這麼離譜啊？怎麼會是這樣的結果？」母親好不容易平復的心情又被激起。

我試著同理著母親無語問蒼天的悲苦：「想問老天爺，偏偏老天爺不說話？」母親癟著嘴，嘆氣點頭，有如喪氣公雞，又是一陣沉默。

詞窮的我，只好率直地回應：「如果真要說做得不對，那就是妳已經為小芮做了好多，卻都沒提到。妳對自己很嚴格吼，只顧著對別人好。」近乎無厘頭的，我問母親：「小芮，是不是跟妳很像？而且青出於藍？」

母親抬起頭，笑了：「妳怎麼知道？她啊，就喜歡看到別人滿足的樣子。」

「我朋友也都這樣說。」母親終於破涕為笑，說她相信小芮可以翻轉這一切，「因為她是我的寶貝啊！」說起小芮，母親滿眼是慈愛與驕傲。

◉ 時間沙漏加速，烙下愛的印記

隔天早上，得知小芮病況急轉直下。

心急地來到小芮的病房，看到小芮躺在床上的樣子，內心一沉，原本晶亮有神的大眼已半閉，虛弱得連呼吸都覺得吃力。小芮的弟弟守在床邊，紅著眼睛跟我說：「希望姊姊不要受太多苦。」從他緊握的拳頭，可以感受到弟弟焦慮壓抑的情緒。

「姊姊昨天晚上開始意識混亂了，早上血壓變低，護理師提醒我們要有心理準備……。」弟弟哽咽地繼續說：「沒想到這一天來得這麼快，我們什麼都沒有準備，姊姊很愛漂亮的，要讓她穿得體面一點……，是不是要幫她念阿彌陀佛，讓她可以去好的地方？」

現在父母都沉浸在哀傷裡，所有的事情要靠他安排，我看著即使難過、慌張，仍力圖鎮定的弟弟，堅定溫和地為他

打氣，並慢慢向他說明，面對死亡要做的種種準備，同時搜尋媽媽的身影。

她獨自呆坐在空蕩蕩的會客室裡默默垂淚，浮腫的雙眼佈滿血絲、鬆垮的肩線讓整個人看起來搖搖欲墜，雖然只經過一夜，媽媽已蒼老了許多。

一身淒涼，即使窗外豔陽高照，會客室裡卻感受不到一絲暖意，只聽到她不停地責怪自己：「這樣不對……，不可以……，都是我的錯……。」

突然覺得，小芮會希望這時有人可以幫她抱抱媽媽，給她一點安慰。

我輕手輕腳地在媽媽身旁坐下，緩緩伸出手環抱著她，唯恐驚嚇到她，默默地陪伴，一起感受著那難以言喻的痛苦，一起流淚。

良久，媽媽終於伸出手拍拍我：「妳來了……。」用嘶啞的聲音向我哀求：「我們一起求菩薩好不好？芮芮不該這樣的，那是多麼好的孩子啊！」

禁不住媽媽絕望的眼神，我吞下想要媽媽接受現實的念頭，陪著媽媽跪下來向菩薩乞求：「求求菩薩，請祢醫治我女兒的痛苦，移除她身體上的壞細胞……。」媽媽滾燙的淚水啪嗒啪嗒地落在我的手臂上，那是發自靈魂深處的哀嚎。

當下我覺得自己被「烙印」了，烙下的是媽媽因為小芮的離世，隨之而去的靈魂。

雖然不忍心，但我還是必須盡到護理師的專業角色，跟媽媽說明小芮在昨晚的狀況，建議讓小芮了解她即將經歷的各種現象，知道如何應對、不害怕。媽媽，同意了。

再次回到病房，小芮的意識稍微清醒，我看著小芮空洞無力的眼眸，正努力地想撐開眼皮，又無力地闔上。陪伴在旁的好友們紛紛表示：「小芮剛剛說，半夜有奇怪的人，又說她看見世外桃源。」

我趨上前握著小芮的手，向她描述臨終前種種現象，確認她的感受。

小芮點點頭，並且準確地看向我，我知道小芮懂了，於是問她：「妳會害怕嗎？」小芮搖搖頭，如同媽媽所說的，小芮是個勇敢的女孩，我心裡一邊讚嘆著，一邊告知小芮如何放鬆自己，引導她想起池上的微風、憶起隨風飄散的稻香與被太陽烘得金黃的稻穗，隨著我的聲音，小芮慢慢地睡著了。

此時生理監視器的數值開始一路下降，小芮的時間沙漏已所剩無幾。

我向家人說明小芮的病情變化，請家人盡量給予陪伴，

家人考量到媽媽的情緒可能因為哀慟而變得瘋狂，不想要造成小芮的壓力，而不能安心離開這個世界，選擇暫時不讓媽媽知道小芮現在的情形。

我看著一分為二的一家人，想著或許這是大家能夠想到最好的安排吧！

可是這種不尋常的安排，讓我感到相當不安，我把家屬的顧慮告訴安寧團隊的醫師，他拍了拍我的肩膀：「這件事就交給我處理吧！」團隊能相互照應的感覺真的讓人安心。

◎ 聽媽媽的話，讓菩薩照顧妳

當天下午，便收到小芮往生的消息，想到他們的宗教信仰，也想到現在不知陷入如何慌亂的景象，飛快抓了念佛機、往生被，意外發現櫃子裡竟然還有少見的金剛砂！

默默在心裡跟菩薩說：「請祢指引我，完成接下來的緊急任務。」

病房裡瀰漫著悲傷與沉重，大家安靜地在病床邊圍成一圈，角落裡弟弟眼神空洞地抱著傷心的母親，父親獨自站在床邊守著小芮，身形彷若雕像一動也不動，病房裡的時空似乎靜止了，沙漏凝結在小芮呼出最後一口氣的那一刻，一片死寂中，只有母親斷斷續續抽泣的聲音。

　　看著家屬不知所措、木然呆立的樣子，我趨前打開念佛機，幫小芮蓋上往生被、點上金剛砂，輕輕地跟她說：「小芮，妳現在已經沒有病、沒有苦、沒有煩惱，妳覺得很自由、很輕鬆，請將所有的一切都交給菩薩！」

　　接著吟唱起一句一句的「阿彌陀佛」，希望牽引家人還來不及給她的祝福，因為，我知道，此時的情景會是家人難以抹滅的記憶。

　　感謝佛號的安定力量，重新啟動了時空的流動，弟弟率先打破沉默，爸爸也跟著開始唱誦，親友們圍著小芮，開始向小芮傳遞一聲一聲的祝福與告別。

　　轉身輕輕摟住哀傷的媽媽，手心傳來濕冷微弱的氣息，媽媽絕望地看著我，問我：「為什麼跟說好的不一樣？」

　　這道問題的解答，我也不會。我只能紅著眼眶，抱著媽媽，陪她輕聲唱著阿彌陀佛，她時而哭泣，時而靜默。

　　不知過了多久，媽媽鬆開我，上前握住小芮的手，摸著她的臉，聲聲呼喚著：「寶貝，跟著菩薩去吧！妳在那裡不會痛了，妳一直是個好女兒，謝謝妳來當我的孩子，媽媽好愛妳，我的寶貝，去菩薩那裡，讓菩薩照顧妳，寶貝，媽媽的寶貝啊……。」

　　我靜靜地退出，把時空還給這家人，然後深深一鞠躬，

告別令我揪心的場景。

踱著沉重的步伐，走在景福通道上，慢慢消化著這兩天緊繃的情緒，卻在路上意外地遇到了與小芮同名的同事，她笑著跟我揮手：「掰掰！」

好像看見了小芮也微笑地朝我說再見，在那一瞬間，照亮了我原本陰鬱的心情，讓我豁然開朗。

親愛的芮，謝謝妳提醒我幫妳抱抱媽媽，讓媽媽能夠想起妳對她的愛。

安聆
心語

　　當一切來得太快，再多的言語也沒辦法安慰如海嘯般撲過來的哀傷。

　　此時，允許他的難以面對，陪伴他慢慢沉澱這份椎心之痛，提醒他還能為至親做的事情，往往內心的愛會迸出力量，給予最圓滿的祝福。

安寧緩和療護箴言 02

給家人的心裡話

在病人生病的過程，家人的生活也因此改變了很多，有可能會變成照顧者或決策者，也有可能是默默關心病情，但不知道從何處著力的人。

這些壓力與無力感，可能會讓家庭生活出現許多摩擦，也可能會影響醫療處置的方向，甚至影響家人在病人往生後的心理調適。因此，在照顧病人的同時，我們也會將「家人」列為安寧緩和照護團隊照顧的對象。

請記得，他／她（病人）一定會希望你好好地過日子！

◉ 照顧別人的同時，也要照顧自己

照顧病人不是一件容易的事，若情況允許，建議多位家人可以輪流來照護病人，或是聘請專業照服員協助，讓自己也有時間休息。

家人也要感受到自己身體發出的訊號，若自己病倒了，會影響病人的照護品質，也間接地成為病人的心理負擔。

◎ 負面情緒，本是一件自然的事

有時候壓力太大而很想哭、想發脾氣……，這些都是很自然的事，因為你很愛他，也很努力，並且在乎對方。

若是能好好地宣洩，之後可能可以走得更穩，因此，要讓自己找到「喘息」的空間和機會。

若是你遇到哭得很難過的病人或親友，請靜靜陪在他身邊，成為他的肩膀，讓他盡情宣洩一下，讓他知道你會陪在他身邊，而不是否定自己為何會產生負面的情緒。

◎ 找到可以討論的對象及支持的力量

在病人生病過程，有很多決定需要討論，建議家人們與病人共同討論合適的方法，盡量不要讓決策壓力只落在某個家人身上。

透過共同討論能了解彼此在意的面向，互相支持與彼此鼓勵，也可以向外尋找專業資源，無論是醫療照護上的討論或是心理上的支持，都非常重要。

另外，有很多時候家人可能同時有工作上的壓力，或是家中同時有其他成員需要照顧，請記得適時地向外求援，或與醫療團隊人員討論相關經驗，保持聯繫。

◉ 尊重每個人的決定，看見每個人的用心

每個人面對同一個問題，因為站在不同立場而有不同的考量，例如：要不要告訴病人自己的病情？孩子該不該留在醫院，不去考試？是不是就尊重病人的意願，不放置鼻胃管？

每個聲音背後都承載了對病人的愛，害怕病人知道病情後喪失求生意志、害怕沒辦法陪伴媽媽最後一程、害怕違反病人的意願，卻也擔心做了錯誤判斷……。

面對不同想法的家人，或是探病親友的「勸說」，可能會讓他們感到不被理解，建議可以傳達「關心」及「肯定對病人的愛」，這樣就足夠讓他們有力量持續前進。

◉ 身為他的家人，我現在能怎麼做？

與病人討論對疾病及對生活的想法，並盡量讓全家人（包含家中長者、年幼子女）都了解病情、病人的想法，目的是讓病人獲得整家人的支持，也爭取家人能珍惜相處的時間與機會，減少彼此的遺憾。

同時，務必與醫療團隊人員討論家庭中最在乎的事情，包含醫療選擇、照護準備、心理支持等等，了解有哪些資源可用。

最重要的是，相信病人也希望你有被照顧好，所以盡可

能保有自己的「生活」，也讓身邊的人一起幫忙，在大家一起付出的過程中，同時也有助於病人過世後的哀傷調適。

再次提醒，把病人照顧好之餘，也一定要把自己照顧好，病人才能放心地療養與生活，也才能安心地前往下一個旅程。

謝謝你，
讓我變得更好

這應該是我們最後一次見面。

我在門口深深地一鞠躬，謝謝你讓我學習到的，我很珍惜這段與你相處的時光，我會帶著這些感動與成長繼續為更多生命服務，謝謝你，再見。

01

回家，有我

雅婷母親平靜地表示：「這一天還是要來了……，不過雅婷終於可以解脫了。」

我知道這是雅婷想要的方式，好好地待在自己熟悉喜愛的地方，有著最愛的家人陪伴，把最後的時光走得精彩、自在……。

文／蘇靖嵐 護理師

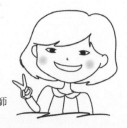

174

雅婷，四十一歲女性，有一雙大眼，因化療導致頭髮脫落，常常戴著毛帽。生病前就與先生離婚，自己靠著網拍獨力扶養小孩，小孩約小學一年級，據她描述，活潑又好動，常把家裡弄得亂七八糟。

她自己卻在二〇一七年時診斷肺腺癌第四期，反覆經歷了許多手術、化療、電療，這次是因為入院做腦部電療，但疾病持續進展，治療效果差，腫瘤團隊評估疾病進入末期，由安寧共同照護介入後，轉入安寧病房做症狀控制及後續出院準備。

◉ 滿身戒備下的溫柔與善良

那天，我負責指導大學三年級的護理系學生們實習，還記得第一次見到雅婷的畫面。

她的床位靠窗，天很藍，她正望著窗外的藍天，靜靜地躺在床上，像在思考著什麼，我主動向她道早安，簡單做自我介紹，以及說明今天會有護生在一旁學習。

只記得她點了點頭，很少主動說話，只有充滿警惕的大眼看著我和護生。護生第一次接觸病患難免有些緊張，動作不是很熟練，其實有點擔心她會拒絕護生的照顧，但一整天下來，她都安靜地配合。

「那個護生弟弟很不錯，幫我跟他說一下他很棒，不要

緊張,加油加油!」雅婷在我下班前對我說。

原來雅婷並不是想像中的冷漠防備,滿身戒備下的她,還藏著一份善良與溫柔。

可能連續好幾天都是我照顧,無形間慢慢地加深對我的信任,開啟話題的竟然是我的香水味。因為做治療時會較靠近,雅婷聞到了我身上的香水味,主動提起年輕時很愛收集各種味道,還會根據每天的穿著搭配,噴上不同的香水。

「聞著自己喜歡的味道,心情也會跟著輕鬆愉快起來!」她笑著述說過去習慣,也拉近了彼此的距離,像是跟自己姊姊般,每天都跟她話家常,原本苦悶單調的例行巡視,變得有那麼一絲不同。

⊙ 靠近的心,讓回家日子不遠

當症狀控制穩定,後續目標就需開始評估討論,畢竟她可能是有機會進入一段穩定的時間。

照顧這麼多病人,可以清楚了解到絕大多數的人對於出院很焦慮,因為醫院有醫療團隊,任何症狀都能夠迅速解決,所以對於出院這個話題,需要巧妙地運用溝通來傳達及了解。但是那次,我卻沒有仔細去思考,可能是接觸時間多了,沒有考量到這對雅婷也許會是個難題。

「醫師有跟妳提過，之後的照顧目標嗎？」

雅婷沉默了，我繼續低著頭量血壓、綁好壓脈帶，然後抬頭看到她的表情，竟然滿臉淚水、小聲地啜泣，令我有些不知所措。腦袋裡不斷回想，剛剛自己說了什麼話，才讓她這麼傷心，停下手邊動作，挪了一旁的木椅坐下。

在床邊輕輕拍著雅婷的胸口，握著她的手，陪著雅婷慢慢哭，等待情緒稍稍平穩後，雅婷慢慢敘述那些讓她悲傷的緣由。

雅婷的父親因為癌症已去世多年，哥哥弟弟皆已成家且居住南部，現在雅婷身邊只有母親可以協助照顧。但雅婷的母親年紀大，身形瘦小，手也受過傷，對於一個人要協助翻身、換尿布、上下床等，體力無法負荷，所以母女間共同討論，之後雅婷轉到安養機構，由機構專業人員協助照顧。

「可是，其實……，我還是想要跟家人一起住！」雅婷雖然低著頭，但我可以從她眼神中讀出那些無可奈何。

夜間機構的照服員人力會縮減，那天深夜，雅婷想要上廁所，按了紅鈴卻都沒有人前來協助，雅婷很努力地忍耐，但依舊沒有人可以出現幫助她，雅婷害怕弄髒床單，所以自己下了床，但因不常下床活動，下肢沒力氣，在雙腳踩地的瞬間，跌倒了。

在醫院或是其他醫療機構裡，醫護人員對跌倒都很敏感，因為一旦跌倒可能會導致嚴重的後果，如骨折或腦出血，嚴重甚至死亡，所以對於「跌倒」，大家都很有壓力。

雅婷已經不記得當時是怎麼回到床上的，但她腦海深深刻印著——每天睡覺前，機構人員為了預防她自己下床再次跌倒，而將她的四肢約束起來。

「那是一場惡夢，而且每晚發生，真的很無助、很害怕，連翻身都不行，我一直哭一直叫，但沒有人理我，很想問為什麼要這樣對待我？」

每述說一次，就如同再經歷一次同樣的過程，雅婷邊哭邊說起這段經驗，我無法想像，當自己面對這樣的狀況會是什麼心情？安慰的話說不出口，只能輕輕握著她的雙手，盡量傳遞給她一些安穩的力量，讓她知道現在在這裡，她是安全的，我們正一起陪伴她。

出院準備的路很漫長，除了要協助安排相關資源，以及了解是否要租借輔具外，最困難的，還是「心」，需要慢慢深入了解，才能找出真正的「結」，放慢腳步，仔細地去聆聽感受，每天都在為雅婷的「心」輸注一些平安與勇氣，努力為雅婷跟母親做最好的準備。

我和住院醫師也跟雅婷的母親討論，分析現在的狀況，

與每一種不同的方法。

母親說：「其實我也想自己照顧雅婷，她都沒有告訴我在機構發生的事情，聽了真的心很痛，她從小到大就是這麼貼心、獨立，不想讓我愧疚和操心。」

忽然覺得，每個安排都有它的意義，那天若不是我魯莽的發問，不小心戳到雅婷的惡夢，也不會有機會讓其實本來就靠近的兩顆心連接起來。

雅婷的母親先前有一些積蓄，可以負擔外籍看護的費用，雅婷過去經營網拍時，認識了很多不同領域的朋友，在朋友的協助下，也讓雅婷迅速申請到合法的外籍看護。

每一步、每一個細節都安排及準備完畢，心裡也得到許多信心及支持，在一個跟初見面一樣湛藍的晴朗陽光下，雅婷順利回家了。

⊙ 串起的愛，一直都在

雅婷家是一個小社區，馬路的對面有公園，生活機能方便。

一進門，牆上是佛畫與觀音字畫，桌上是她剛吃剩的中餐，在最裡面的房間，她半躺在床上休息。在剛開始的每一次訪視，雅婷都睜著明亮的雙眼，笑著和我們打招呼。

「我吃得很好！媽媽都煮我喜歡吃的食物！」

雅婷的母親總是在一旁笑著點頭，有時候小小抱怨雅婷的任性，像回到小時候相處般的輕鬆自在，雅婷的母親對於回家能有這種感受很意外，因為在家的感覺是如此踏實。

「這是我生病以來，第一次覺得自己好幸福，好多人愛我，好慶幸有現在這個時光。」雅婷也沒有想過，生病後還可以每天吃媽媽煮的飯，每天有很多朋友關心。

我靜靜地聽她們彼此分享回家的平淡生活，在那不長也不短的時間，在那小小房間，有那小小又充滿力量的溫暖，還有她們最輕鬆的笑臉。

那天有點冷，外面飄著小雨，雅婷有點疲累，我照往常般，評估她現在身體狀況後，與她一同坐在床上，分享這一週發生的事情。

雅婷安靜了幾秒，主動說起自己的婚姻，因老舊習俗的觀念影響導致婆媳關係不佳，最終離婚，兒子因自己生病後交由前夫家協助照顧，每週最盼望的是和兒子見面。她提到兒子時，原本疲累的雙眼突然炯炯發亮，驕傲地分享牆上兒子努力贏得的獎狀。

「好想看他長大，好希望兒子人生重要的時刻裡，每張照片都有我！」

雅婷笑得有點無奈，兒子只知道雅婷生病，不知道她會離開他身邊。

雅婷清楚有些事，盡再大的努力，也無法扭轉成自己想要的樣子，即便她那樣真誠的期盼著，家庭關係並不是這麼容易簡單可以解決，也因為雅婷兒子都是假日才能前來探視，所以我無法與兒子面對面接觸。

我努力思考，還有什麼事情是我此刻可以協助的？努力讓離開與留下的人，都能夠不要留下遺憾。

「平常有沒有和兒子說妳很愛他？」

雅婷愣了一下：「沒有。」

我鼓勵雅婷可以在下次和兒子見面時，告訴他：「媽媽是如此愛護你！」或是在兒子生日、節日寫卡片或錄音，讓兒子知道媽媽用另一種方式陪伴他長大，雖然沒有實際的相處，但愛會一直存在，讓彼此的心靈上有個依附與寄託。雅婷笑著點點頭，會努力去好好地給兒子傳遞溫暖與愛。

持續探視下，雅婷更加疲倦了，很多時候一句話還沒說完，眼皮就緩緩閉上，呼吸越來越慢，清醒的時間變得更短。

有時候，甚至沒有睜眼看過我，慢慢地進入瀕死階段，我仔細地向雅婷母親說明我的評估。

雅婷母親平靜地表示：「這一天還是要來了……，不過

雅婷終於可以解脫了。」

　　即便做過很多事前準備，當真正面臨時，心裡還是會有很大的波動，我發現自己也是，指導對方的同時，也在安撫自己的心，也再給自己做心理準備。

　　原來，我還會因為病人的離開而難過。那次離開前，我在門口深深地看向最裡面那個小房間，不知道我說的再見，雅婷有沒有聽見，我知道，這應該是我們最後一次見面。

　　幾天後，學姐說雅婷在家裡平平順順地離開了。

　　雖然悲傷，但我感受到自己內心的充足，沒有遺憾，我知道這是雅婷想要的方式，好好地待在自己熟悉喜愛的地方，有著最愛的家人陪伴，把最後的時光走得精彩、自在。

　　人生應該再也沒有機會踏入走廊底的那間小房間，與雅婷坐在同一張床上，聽著雅婷笑、陪著雅婷哭，還有互相說再見的樣子。

　　謝謝妳，雅婷，用自己最後的人生，讓我學習每一次的付出就是得到，讓我有更豐富的內心，再去為需要的人提供協助，也讓我，找到了自己的護理價值。

安聆
心語

　　情感是流通、互動的存在，當內心沉靜下來才會發現，安寧就是帶著病人與家屬去尋找、去發現那些溫暖的存在，然後將彼此的心連結，把心中的愛串起，才能安穩平靜地一直走下去。

02

舞者‧武者

這個茶會是文叔攝影作品的展示,也是護理師們想要回饋文叔的互相照顧,更是孩子們為勇敢負責的父親成就的一件大事。

「文叔,謝謝你的貼心與溫暖,讓我們在照顧你的時候,也被你照顧著!」

文/汪慧玲　護理師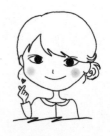

「換藥的時候，如果發生傷口出血，我必須要 hold 住全場，雖然很緊張，但我想辦法不要表現出來。只是叔叔好像看穿我的小劇場，他會摸摸我的頭、對我比大拇指，然後寫下——『不要擔心！慢慢來，謝謝妳的細心！』」

「在這將近一小時的過程，我們一直在『country road, take me home』的旋律中舞動著，但我不知道這個『home』是不是代表叔叔有心理準備，有一天大出血可能會離開……。」

護理站裡，護理師熱情地向我介紹她所照顧的文叔。

◉ 無所不聊的攝影家

文叔是一位溫暖的爸爸、體貼的丈夫，困擾他的是舌癌腫瘤大出血，但似乎也不那麼「困擾」他。腫瘤病房護理師和我說，每次換藥時，他總會準備好自己的主題曲，是一首輕快的鄉村音樂，讓自己平靜下來，也讓護理師能仔細地為他換傷口的敷料。

拿著照會單，走進腫瘤病房，專科護理師和我說了照會的原因後，也替我擬定照護計畫：「他這次是大出血來到醫院，現在出血控制住了、也打完化療了，可能過幾天會出院，想請妳們和他介紹一下安寧照護，也看看有沒有擔心的事情。」

隨後，走進文叔住的四人房，在床簾外就聽到手機播放的鳥叫聲，文叔一見我來便立刻坐起，舉起右手行了個禮，

非常客氣。倒是身旁的太太，擔心地說道：「欸，你看，這種狀況真的可以出院嗎？上次就是出血來到醫院的！在家沒辦法照顧啦，這樣他會很辛苦耶！」

我同理了太太的擔心，討論在家出血的照顧方式，太太聽得仔細，謹慎地抄了筆記——深色毛巾、止血粉、壓、打電話……，已經建立起完整的 SOP。

文叔因為舌頭腫瘤的關係，不方便說話，我們都比手畫腳，輔以寫字溝通。他用娟秀的字跡和我分享對生命的看法，太太在一旁會幫忙解釋。

文叔提到自己簽了「不施行心肺復甦術意願書」，並展示給我看他以後長眠之處的照片，搭配誇張的表情和手勢表達：「我選這一格，靠窗、曬得到陽光，讚！」很滿意這個決定的樣子，也很滿意家人未來不會因此而煩惱！

從出血聊到死亡，從骨灰罈聊到人生觀，做「安寧共照護理師」這份工作很難得如此有效率地切入重點，和我過去接觸到的狀況很不一樣。

「叔叔，我感覺你很坦然面對身體的狀況，也很豁達面對生死的議題，想請問要怎麼做，才能看得那麼豁達呢？」我忍不住問他。

這時一位女生拍了我的肩膀，聽起來有點不開心：「這

裡是腫瘤科病房，大家都是來接受治療的，你們講『善終』可以小聲一點嗎？」

「對不起！」我輕點了頭，然後把音量放得再小聲一點。

只見那位女生站在床簾邊，似乎在監視我們會不會「犯規」，文叔主動表達希望去走廊討論、不要打擾到其他病人休息。

她是隔壁床病友的家人。

我心裡嘀咕著：「我們才沒有很大聲……。」但也知道在現今社會，「善終」仍不是這麼容易談論的話題。

走廊上原本就有兩張椅子，文叔走出病房時搬了第三張椅子出來，並示意請我坐下。我感覺到文叔心思非常細膩，而且照顧著身邊所有人。

文叔寫下一個問題：「什麼時候是要去安寧的時候？」

我想要澄清文叔的想法：「叔叔怎麼會想問這個呢？」

「太辛苦了！」文叔寫著：「我現在體力也變得很差！」

接著，我們討論未來的照護計畫，我請他每次門診都一定要和醫師表達自己身體的狀況、自己的感受與想法、討論合適的照護方式，並和他說目前的共同照護和安寧病房、安寧居家的照護模式。文叔點點頭表示知道，之後便拿出手機

和我分享他拍鳥的照片。

「噢，這是我們去山裡拍的，我們躲在這裡，這隻是日本歌鴝，你猜這是什麼？」太太在旁邊補充每一隻的名字、習性，拍照時他們準備了什麼道具，她散發出來的精神和剛剛差很多，這些照片是兩夫妻共同努力的成果，拍照時遇到的艷陽和大雨，是他們並肩走過的酸甜苦辣。

文叔說很多照片都是生病後拍的，讓他在治療過程中還保有自己。

◉ 把握當下，凝視獨一無二的生命

但文叔沒有在預計出院日出院，腫瘤仍間歇出血，且壓迫到右手的神經，這樣的痠麻感讓文叔很難受。

第二次的訪視，文叔看起來又再虛弱了一些，他寫下：「希望我可以跟小寶貝好好相處！」然後輕輕地捧著右邊胸口的腫瘤。太太述說著文叔這些日子以來的疼痛，很是心疼。

「娶到她，是上輩子修來的！」短暫的沉默後，文叔以稍顫抖的筆觸寫著。

太太有點不好意思地說：「他這幾天有寫很多『謝謝』和『我愛妳』。」

這個「沉默」好似沉澱了許多的焦急、不安與未知，來

到了「這個當下」，我們可以把握的「這個當下」。

我感受到深厚的夫妻之情，對文叔說：「太太好心疼你、很愛你，有很多擔心和難過都是很自然的，這時候互相陪伴就是彼此的力量，比這個就是我愛你的意思，可以幫太太打打氣喔！」我和文叔比了個「手指愛心」的手勢。

文叔立刻向太太比了這個手勢——手指愛心，幾乎露出了整隻拇指和食指，很帥氣、也有大大的愛。

然後，文叔與我分享手機裡的美麗照片。

老實說，我以前不曾仔細的觀察過鳥，只知道在校園草地上的小鳥叫麻雀、廣場上來要麵包的是鴿子、樹上脖子轉超大角度的是貓頭鷹。

但在文叔的照片裡，每隻鳥的姿態、神韻都不一樣，羽毛隨著風有流向，每隻鳥的眼神都有不同的心情，每張照片都是獨特、有鋪陳的故事，無意間我發現了有隔壁床病友的留言，雖然只是三言二語，但激起了我的好奇心，特別是經歷上次的「投訴」事件之後。

「隔壁床是新診斷、但末期的病人，家人很害怕他知道自己病情之後喪志，因此也很敏感。前幾天隔壁床生日，文叔有請家人買東西表達心意，他也知道隔壁床很不舒服、很擔心，也會傳訊息給他表示關心，喔，他真的是一個好溫暖

的病人喔！我們來幫他開攝影展好不好！」與病房護理師討論訪視過程時，她告訴我這些。

我一口答應，同時心裡也在想，隔壁床的家屬上次說我們太大聲的事情，因為這件事讓我收到了人生的第一張「病友投訴書」，原因是我們不顧病人隱私，在病房區域和走廊暢談病情。

我可以理解鄰床家人的擔心和害怕，所以沒有太多的負面情緒，反倒是讓我更正視一般社會大眾避談的死亡議題。我非常感謝文叔可以幫我「共照」隔壁床，也展現了他的暖男性格。

病房護理師有點失望地說：「但是叔叔不想要造成大家的負擔，所以之前拒絕我了。」

接著，我們迅速地掐指一算，在醫院場地辦「攝影茶會」的成本，計畫著各種可能性。

「如果我們組一個籌畫小組，一個人樂捐幾百塊錢，妳覺得大家會不會願意？」我大膽地問了當班的護理師，她立刻許下承諾，並去召集病房同事。

攝影茶會，「我們」一起完成心願

幾天後成立了茶會籌畫小組，有病房護理師、有女兒們，

我們分頭找輸出大圖的廠商、借投影機、借畫架、選定要展出的相片。

在籌備的過程中，依照文叔的意願，將他轉至緩和醫療病房，於是右手的痠麻感、出血與家人的不捨，通通可以被持續關心與照顧。

某天下午，我到緩和醫療病房去看他，文叔顯得虛弱許多，他拿著護理師做的注音板，點出「ㄏㄠˇ ㄐㄧㄡ ㄅㄨˊ ㄐㄧㄢˋ」，女兒正在做攝影茶會的海報，將茶會取名為「舞者・武者」，我問了女兒取名的緣由。

「『舞者』是我爸爸最喜歡的作品之一，妳有看過那張照片嗎？是一隻台灣藍鵲在花田中嬉戲，超像在跳舞；『武者』則是我眼中的爸爸，他扛起、照顧、保護整個家，也非常勇敢地對抗癌症五年。」

聽著女兒的描述，我感覺這個茶會不僅是展示文叔的攝影作品，也是護理師們想要回饋文叔的互相照顧，同時更是孩子們為勇敢負責的父親所成就的一件大事。

茶會在緩和醫療病房的交誼廳舉行，夥伴們幫忙把場地布置得很溫馨，牆上貼著精選的照片，茶几上擺著幾本相本，是文叔年輕時的照片，電視機也放著文叔結婚、帶孩子種種的生活照。入門處有一棵愛心樹，大家入場可以拿一片愛心

或葉子寫一段給文叔的話，然後貼在樹枝上。

「文叔，謝謝你的貼心與溫暖，讓我們在照顧你的時候也被你照顧著。」我挑了一片愛心，寫下對他的感謝。

文叔的兄弟姊妹、姪子、外甥……，好多親朋好友從中南部來，也有其他病友看到走廊上的海報，前來共襄盛舉。大家聊著文叔的帥氣、鏡頭下的溫暖，那天因為不久前才出血，文叔在病房裡和我們視訊。

茶會結束後，我們一大群護理師浩浩蕩蕩地來到文叔房間，將開滿愛心的樹貼在床尾，和他說這是我們大家對他的愛和感謝，一起用文叔專屬超大的「手指愛心」留下了好多張美好的回憶。

兩天後，文叔在睡夢中往生了，家人都陪在身邊，而這些照片到現在都還在緩和醫療病房的牆上，還有我的辦公桌上。那些可愛的鳥兒溫暖地陪著我們，經歷每天工作的開心與不開心，就好像文叔還在，好像他一直都在為我們打氣。

幾週後，阿姨帶來了攝影集和蛋糕，感謝大家的照顧，攝影集是文叔告別式上送給大家留念的，第一頁的照片，是文叔和太太專注地拿著相機望向遠方。

「人生列車即將到站……，這本攝影集，把我對世界的愛與熱情，獻給大家。身體會凋零，但走過的每個時刻，卻

能被影像體現，願能留下給人勇氣與力量的作品。」

是啊！文叔和他的作品總會振奮我低迷的士氣，看著這些鳥兒、這些文字，想著一起經歷的時光，細數過程中的笑容、淚水、溫暖、愛與感謝，我想最珍貴的就是我們都把握著那段時間，很真心的在互相照顧。

哈囉文叔，最近臉書的動態回顧，不斷提醒我去年的攝影茶會，想和你說，我最近也找到了一些方法努力「穩住自己」！

就像攝影對你的力量，我有加油喔！還沒被打敗，我還在安寧的工作崗位上。

只是好想念你。

護理，是一份工作，但更多時候是人與人之間真切的交流。

　　我們用照護和關懷的專業，提升身體舒適、心理及靈性的安適，而在這過程中，有時得到的比付出多更多。

03

姐姐

「是因為自己快要死了，才開始認真地活著吧！」

小杰八個月大時，就被一種叫做「少年特發性關節炎」的疾病困擾，伴隨而來的肺部功能退化及反覆感染，使他無論在家或在學校，都必須像帶寵物一樣拉著氧氣製造機，才能吃飯、睡覺、上課、行動，但他仍為一份電影夢努力著⋯⋯。

文／陳姍婷　護理師

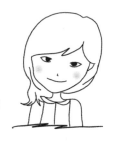

「姐姐，我做了一件自己從沒想過的事，我竟然會走到
這種地步……。」

他拉著氧氣桶離家出走，企圖到外面把氧氣用盡，想像
可以用這種方式瀟灑地離開。

我感受到他如黑洞般的孤獨、無望，他是如此努力，卻
也如此沮喪、迫切地想要逃離。

◉ 被疾病困住的少年郎

那天炎熱，天空很藍，我在護理站和胸腔科團隊討論小
杰的疾病狀況，窗外的陽光灑在走廊上，刺眼的光亮與我心
裡的嘆息形成強烈的對比。

二十一歲，原本該瘋狂玩社團、夜唱、築夢的年紀，卻
得面臨是否要插管、接呼吸器的抉擇！

小杰八個月大時，就開始被一種叫做「少年特發性關節
炎」的自體免疫疾病困擾，二十年來頻繁進出醫院，陸續併
發間質性肺炎、氣胸、漏斗胸，還經歷無數次大大小小的手
術、各種科別的共同照護，期盼控制疾病進展，但肺部功能
的退化及反覆感染仍然停不下來。

四年前已經無法脫離氧氣，無論在家或在學校，都必須像
帶寵物一樣拉著氧氣製造機，才能吃飯、睡覺、上課、行動。

「雖然身體受到限制，但我選擇為自己的理想再勇敢一次！」在某次資格考的訪談中，小杰揚起眉，豪氣地說出他的夢。

為了更了解他、陪伴他，我在影音平台上做了不少功課，他對於拍電影很有興趣，高中時期就拍攝了非常多作品，他是導演，也是演員，才華洋溢的他竭盡全力地考上了電影相關科系。

然而，入學不久，便因為症狀復發又進了醫院，呼吸近乎衰竭，已面臨要討論生命決策的程度，這對我而言都感到沉重了，何況是只有二十一歲的少年郎。

◉ 插管的未來，不是我想要的

「如果我插管，有沒有機會拿掉？是不是插了管就沒辦法拿掉？」小杰呼吸很喘，但還是很用力地詢問自己最在意的的關鍵問題。

當時，小杰的父母還在趕來醫院的途中，迫於呼吸型態急速惡化，醫療團隊為了爭取時間，不斷地問小杰：「你要插管嗎？」

獨自面對生死交關的難題，心被糾結和害怕反覆擠壓，連空氣都因此停止流動，以致於我打開房門時也感到窒息！

「這個情況讓你很擔心？你覺得現在身體怎麼樣？」

「我知道我只要一插管，就沒有機會拿掉，永遠需要依賴呼吸器、躺在病床上……，我不要這種生活。」他很喘，說話因為費力，需要停頓而斷斷續續，但是依舊條理分明。

我很訝異，他在這麼難受的狀態下，還能保有清晰的思考。

我靜靜地陪著，聽他說，陪他沉澱，陪伴他澄清心裡的擔憂，跟著他一起梳理現在的萬千思緒。

其實他對自己的身體狀況非常了解，也對「插管」有很正確的認知，醫療團隊已經把插管後可能的發展都告訴他：「若肺部狀況持續惡化、需長期依靠呼吸器，到時候可能會需要做氣管切開術，無法說話也無法由口進食、更無法自在行動。」小杰很清楚這種「未來」，不是他想要的。

爸爸、媽媽紅著眼眶，匆匆忙忙趕到病房。

「怎麼那麼快？我尊重……你的決定，我沒想到……接下來……。」媽媽心疼地說，眼淚不曾停過。

「他長大了，可以為自己做決定了，他從小就很辛苦……，受的苦夠多了……。」爸爸雖然看似鎮定，但一開口顫抖的聲音讓人好不忍。

這是我們轟轟烈烈的初次見面。

在家人的陪伴下，小杰決定不要接受插管這項急救處置，所幸肺炎沒有持續進展，幾天後，小杰的呼吸狀況漸漸穩定下來。

◉ 再一次奮力，為自己而活

再次踏入病房，小杰已可以坐起，手上拿著一支筆，桌上攤著一封封信，正沉思著。

「我在寫信，我已經寫給爸爸、寫給媽媽、寫給姊姊，現在要寫給同學，我只去學校一天，可是我想跟同學們說一些話，我認為應該要跟他們說些什麼，可是我寫不出來……。」

「我想用我的故事鼓勵他們，可是覺得他們好遙遠……。」

「我跟家人們說對不起，尤其是姊姊，她因為我失去很多，等我走了，還要請她照顧爸媽。」

「我能做的事情都做了，也許停在這裡就好，我現在什麼都做不了，最美的時候已經過去了。」

「如果還有什麼事沒有做，或許就是與家人一同出遊吧！」

小杰一直說，我一直聽著，漸漸地我聽出了他的身不由

己，受困與掙扎；在這樣壞的狀況下，他始終努力想成為一個有價值、有貢獻的人，而不是一個拖累大家的人。其實他實踐得很好，他有一個 check list：

☑ 拍片（自我實現）

☑ 寫信（四道人生）

☐ 一家同遊（製造回憶）──待辦

如此乖巧的孩子，讓我好心疼他一路走來的孤獨，更希望他能帥氣做自己。

「我喜歡電影、剪輯，高中的時候，我開始試著拍微電影。」談到電影時，小杰的眼神突然變得好亮，不再是那個憂鬱少年。

「姐姐，你有聽過無國界電影展嗎？」他叫我姐姐耶，心裡偷偷覺得開心。

「那是什麼啊？」我慚愧地問，怯於自己的孤陋寡聞。

「每年在華山藝文中心都會舉辦，去年我在住院，今年本來要去，但是現在這個樣子，也去不了了……，而且也沒票了。」講到這裡，小杰神情落寞，不復方才的神采飛揚，瞬間黯淡下來。

衝著他叫我一聲「姐姐」，讓我好像氣球被打了氣，徵得主治醫師同意後，我厚著臉皮打給主辦單位，告訴他們小

杰的疾病狀況和夢想，希望能完成小杰的心願，沒想到主辦單位立刻答應了。

「氧氣」、「醫護人員同行」……，這些小杰必備的隨身需求並沒有造成阻礙，我迫不及待和小杰分享這個令人振奮的好消息。

「好涼，好舒服啊！」

秋高氣爽的週末，小杰在媽媽與朋友的陪伴下踏出臺大醫院，站在華山藝文中心的樹蔭下，他深深吸了好大一口氣，我和同事也藉這個當醫護隨從的機會一起去華山「放風」。

「是因為自己快要死了，才開始認真地活著吧！」經過這次電影展，小杰有感而發。

這是他出院後所執導一部微電影其中的一句話，這部影片寓意很深，探討著努力、生命經歷與夢想，後來這部片還得了獎。我想，這是他用一輩子苦難所結晶出來的生命光彩，破敗的身體沒有擊垮他炙熱的靈魂。

⊙ 疾病和家庭雙重習題，何以為繼？

幾次訪視後，發現小杰的家庭「有本難念的經」！

因為小杰很小就生病，父母在漫長的照護過程中，身心耗損，讓彼此的關係變得緊繃、互不諒解，爸爸在重重的壓

力下，甚至認為是前世因果，讓小杰來到這個家裡討債。

幾次接觸後，感受到媽媽總是小心翼翼、壓力很大，一方面怕自己的疏忽讓小杰辛苦，另一方面也怕再挑起與爸爸的爭執。

小杰的姊姊大他八歲，自從小杰生病，家人都把注意力放在小杰身上，忽略她，讓她覺得弟弟是來拖累大家的，而媽媽永遠都只是弟弟的媽媽、只保護弟弟，不在乎自己，因此成年後都盡量找能離開家裡的工作，想逃離這一切。

「我覺得我總是被你們利用！你們只有需要人開車，才會想到我。」

返家後的某一天，姊姊情緒爆發了。導因是媽媽請她開車載她去辦事，在冰山底下長期累積的失落與認知分歧，終於引發嚴重的家庭衝突。

小杰雖然出院了，仍持續承受著難以控制的感染、體力變差，和藥物的種種副作用，對病情覺得無奈，對家中劍拔弩張的氛圍更無能為力。他認為這些事情是因他而起，只要他離開了，大家就自由了。

於是，他藉著居家照服員與媽媽交接的空檔，悄悄地拉著隨身氧氣桶出門，想把氧氣耗盡，然後灑脫地離開這個世界。

媽媽回家後驚覺小杰不在，立即報警，動員了許多同學

找他，終於，小杰被找回來了，可是「想離開」的念頭，依然盤旋在他心裡。

⦿ 未來的路，該怎麼走？

「要怎麼樣，才能讓病人不做這些醫療？」我看到小杰在社群軟體上公開留言，直覺告訴我似乎不太對勁。

「你最近還好嗎？」我匆忙地敲打鍵盤，透過 LINE 希望能用最快的速度與他連上線。

「姐姐……，我做了一件自己從沒想過的事，我竟然會走到這個地步……。」

「我已經拍了片，也得了獎，我現在就是一個導演，我覺得已經夠了。」

我感受到他如黑洞般的孤獨、無望，他是如此努力，卻也如此沮喪、迫切地想要逃離。

我同理他的感受，同時也希望讓他知道，輕率地排斥這些醫療，不見得能「瀟灑」地馬上離開，反而容易導致症狀無法控制而更辛苦！我甚至嚴肅地問他：「如果接下來就要面對死亡，你認為，你跟你的家人都準備好了嗎？」

小杰沒有回應，我想他什麼都聽不進去了，像洩了氣的氣球，蹲踞在自己的黑暗角落，時間一分一秒的過去，我開

始著急了⋯⋯。

「我真的不知道該怎麼辦了⋯⋯。」媽媽哭著跟我說，聲音又驚又怕。我感受到這家人需要更多專業人士一起來幫忙。

我們尋求社區關懷團體的協助，關懷人員與小杰媽媽分享養育孩子的經歷，並提及自己的孩子在青少年時期車禍去世的往事，小杰媽媽流著淚說：「第一次讓我感到，原來不是我獨自在面對這樣的命運！」

◎ 痛在身體，苦在心裡

再次入院，小杰的身體狀態更差了，只能完全臥床，靠著正壓呼吸器維持呼吸。

呼吸急喘又發燒，全身黏膩地困在病床上，一向愛乾淨的他，連洗澡洗頭都沒辦法，我向安寧居家團隊借來洗澡床，偕同志工陪著媽媽幫小杰洗了個舒服的澡。

媽媽看著一身清爽的小杰，含著淚替小杰向醫療團隊致謝：「謝謝你們為小杰、為我們所做的這一切，這一年來，讓小杰有機會參與著名電視台訪問、完成導演夢，也讓爸爸、姊姊與小杰有更好的溝通。謝謝你們！」

隨著媽媽道謝握手的溫度，我的心也暖暖的。將近一年的時間，看著小杰一家人的互動從「背對背」，到現在的「手

拉手」，讓我更珍惜這段與小杰共同走過的時光。

「我想要器官捐贈，因為那些人跟我現在一樣，正等待別人的器官；也許我沒有機會可以等到，但我可以幫助那些仍在等待的人！」小杰終於說出藏在心裡很久的話，可是這句話又震得大家人仰馬翻。

「不行！小杰這一生都這樣辛苦了，在死掉的那天還要接受手術、把器官取走，這樣太可憐了……，不可以！」爸爸第一個跳出來反對。

「人，就是互相被需要的。」小杰堅定地說。

剎那間，淚水盈滿我的眼眶。

在歷經這麼多苦難後，他仍想著要回饋、照顧其他有需要的人，讓我心疼又感動。他沮喪地說，他不認同父母的想法，對無法說服父母同意他的決定，感到萬分無奈，但我想我能理解爸爸媽媽的感受。

我跟爸爸坐在會客室裡，爸爸激動地表達他的想法：「佛教說，死後八小時內是不能動的，如果驚動他，靈魂就不完整了……。」

「你怕他在器官捐贈的過程影響到靈魂？擔心他如果不是去菩薩那裡，以後誰來照顧他？」我試著同理爸爸的愛，淚水迅速盈滿爸爸的眼眶，眼前這位試圖堅強的男人哽咽地

說出他內心最深的痛。

⊙ 用愛串連人生最後的篇章

「他已經苦了一輩子，我沒有辦法救他，更不能眼睜睜看他墮入惡道……。」

「人死的過程會不會很痛苦？我要怎麼幫助他平安走過那個歷程？」

身為父親，無法守護孩子的無奈、無助與不捨，讓爸爸淚流滿面，我靜靜地陪著他用淚水宣洩這二十年來的哀傷。心裡同時計畫著這道宗教題，還得回安寧病房請法師支援。

一個雷陣雨的午後，爸爸來到了我的辦公室，希望可以和法師聊聊這個階段，還可以為小杰做些什麼？並詢問關於器官捐贈的觀念。

爸爸非常仔細的聽著，還把整個談話錄音下來。法師肯定爸爸對小杰的愛，也告訴爸爸在小杰身體日漸虛弱及臨終的陪伴方式。

「小杰這一生都在受人照顧，如果他有機會可以照顧別人，我想他會很珍惜。」爸爸聽到這裡時，雖然痛哭流涕，可是他的肩膀卻慢慢地放鬆了，他知道還可以為完成小杰的心願而勇敢，也驕傲地知道他的孩子就是一位菩薩，爸爸的心自在多了。

嘿，小杰，很謝謝你讓我參與你人生的二十二分之一。

想讓你知道，你對我來說是個很特別的病人，在陪伴你的過程中，其實我也被你陪伴著，走過了新手頭照護理師的不確定感，直到目前的茁壯。

我想，我會永遠記得，那天在華山，晴朗無雲，有個穿著藍色 T-shirt 和夾腳拖的文青少年，笑著跟我說：「啊，外面天氣好好啊！」

安聆心語

漫長的疾病治療過程，在希望與失望之間擺盪，「無奈」蠶食著一個家庭。

讓我們陪著你們，在黑洞裡梳理困境，找到彼此的手，升起重生的力量。

04

平安的路，怎麼走？

「爸爸只有一個。」電話那端的兒子只說了一句話，簡短而充分，之後便是無盡的沉默，令人無法再勸說什麼。

「我一開始就說不要開刀的……。」女兒無力地垂著肩膀，邊說邊止不住淚水，似乎連生氣的力氣都沒有了。

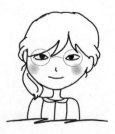

文／周思婷　護理師

「三個孩子的看法都不一樣，如果開刀了，女兒不安；但如果不開刀，兒子心裡又會過不去。」太太總是用溫柔但無助的語氣說著。

醫療現場不是連續劇，充斥在每個故事裡的不是爭吵，是無窮無盡的失落。

◉ 沒有共識的家屬？

那是十月的一個艷陽天。專科護理師穿著一身俐落的淺藍色護理褲裝，步伐匆匆地超越我，往五樓護理站旁的第一間病房走去，敲門後也沒等回應，逕自推開了房門。

那是一間特等病房，偌大的病室深處放著病床，但是看不見病床上病人的樣子。我跟著專科護理師的腳步進去的時候，窗外的陽光灑落在病室地板，但是誰也沒心思注意。

病人的太太就站在前室，望著這位著急的護理師。

「你們到底決定要開刀了沒？我們上週就請你們討論了！林先生現在心跳非常不穩定！我們就像抱著一顆不定時炸彈！」專科護理師急促地說著。

我往內走進病室，病人床旁的生理監視器顯示不規則的心跳，血壓與脈搏看起來都在衰竭邊緣，沒人知道這位林先生還有多少時間，可能是幾天，也可能是幾個小時。我可以

體會到專科護理師的著急。

時間逼迫著大家向前走，來到一條必須選擇的叉路，一邊是奮力一搏，另一邊是沉靜的陪伴，而終點可能差異不大。我看著躺在病床上虛弱的伯伯，他只是睡著，無力察覺前面的紛擾，如果不是這種緊張的氛圍，他只是一個安詳休息著的老先生。我心裡想著可以平安的那條路。

望向前室的溝通場面，太太頭髮灰白，個子不高，穿著整齊大方，是一位優雅、態度和善的老太太。老太太雖然無助，但語氣卻相當溫和，說要打電話問一下兒子。

專科護理師突然語塞，似乎是覺得著急也沒用，嘆了一口氣，無奈地看看沉睡的病人，再看看等待電話接通的老太太，之後便走出病房。

我試著叫喚病人。

「林伯伯？很累嗎？有哪裡不舒服嗎？」林伯伯睜開眼睛，盡力維持著精神回應我。

「護理師想問你要不要開刀，所以現在太太在和兒子聯絡。」本來虛弱疲倦的林伯伯，突然顯得有點回神，比手畫腳，拍著自己的胸膛，搖搖手，以他最大的力氣激動地說：「問我！問我！我不要！」

「您不願意開刀是嗎？您知道不開刀會怎樣嗎？」

「就走了。」

⦿ 平安那條路，我們想得不一樣？

林伯伯說完，我一時間不知道該說些什麼，或者不用說些什麼。

有誰比他更知道自己的狀況呢？又有誰比他更清楚自己想要什麼呢？

病床旁的儀器，在我們沉默的空檔依舊響著警示音：「嗶嗶嗶——嗶嗶——嗶嗶嗶——嗶嗶——」聽起來好像我們急促的心跳，林伯伯急著表示意見，我心裡也急著確認。

「那我們就順其自然，但是盡力照顧您的舒適，好嗎？」我盡可能放大音量，又放慢著說：「我知道您的意願了，會轉告您的家人的！」

回頭看到林太太還在通話中，我向她要過電話，與另一頭的兒子打招呼。

「林先生，我是家醫科緩和照護團隊的護理師，今天剛好來看您的父親，他的情況相當危急，醫療團隊也想要知道您們的決定。」

「我理解這對您們來說很困難，剛剛詢問林伯伯的意願，他蠻堅定地說不想開刀，也有表達這樣的決定應該問他，所

以家人們的想法如果不太一樣，記得要和林伯伯討論喔！」

電話那一頭的兒子靜靜地聽我說，而電話這一頭的我，也滔滔不絕地想填滿這個隱約尷尬的氛圍。

對兒子來說，我是一名素未謀面的護理師，從我表達自己是緩和團隊的那刻起，我的立場就呼之欲出，我猜想兒子也許不太自在，或許也不太樂意，只是簡短而有禮貌的應答。

這種沉默實在令人尷尬，我無法捉摸兒子的想法，也感受不到情緒。

不像面對面說話那樣，也許能觀察一些不自在的動作，或是捕捉到迴避的眼神。現在我只能努力隔著話筒聽他的氣息，就算只有一絲混濁的呼吸也好。

「我們會討論」，他說。「醫師說手術成功率有六成，超過一半。」聽到這裡，我大致能理解兒子的想法。我心裡想著平安的那條路，但感覺他想的跟我不一樣。

「嗯嗯，這樣的成功率，讓您覺得可以試試看？」

「爸爸只有一個。」電話那端的兒子只說了一句話，簡短而充分，之後又是無盡的沉默，令人無法再勸說什麼。

「嗯嗯！那要記得跟爸爸討論一下喔！因為爸爸年紀比較大，術後可能會需要比較長的時間恢復，也會有一定程度的辛苦，團隊會盡力治療，緩和照顧的角色也會協助促進舒

適，這段時間，家人記得要多去陪伴爸爸喔。」

我結束與兒子的通話後，開始聽太太依舊優雅地說著，她知道林伯伯不願意開刀，她也不想，但是拿不定主意，三個子女意見不同，尤其兒子是最希望能夠開刀的人。

「三個小孩說的都不一樣，我也都知道他們的意思，實在是不知道該怎麼決定。」

「阿姨，其實大家都是捨不得林伯伯的，有人捨不得他離開，有人捨不得他辛苦。」家屬的共識總是「捨不得」。

「對對對，真的很謝謝妳。」林太太因為我理解他們的困難而感謝我。這位很溫柔的太太，也用很溫柔的方式，結束這一次的談話。

每個人的價值觀都不同，就算是一家人也不例外；不過，即使想法不同，家人仍然在共同面對困難、是彼此支持的力量。

我惦念著平安的那條路，看著這家人往另一條路走去。他們拉拉扯扯地走，我有點擔心，不知道那是一條什麼樣的路。

不過，我想我知道的是，家人們共同的狀態，是還沒準備好現在就要走到平安的那條路，還有點不確定。所以我暫時改變了方向，跟上家人的腳步。

◉ 搏鬥的身體，煎熬的心

之後，才是辛苦的開始。

林伯伯術後去了加護病房，病情並沒有好轉，開完刀就一直使用葉克膜維繫著心肺功能，也無法脫離對呼吸器的依賴，隨著時間過去，心臟並沒有慢慢脫離險境，反而是其他器官一一被拖垮，先是腎臟衰竭，接著是肝臟。

隨著病況走下坡，林伯伯的皮膚變得又黑又黃，半睜的雙眼露出空洞的眼神，我看著他的眼睛卻什麼也看不到，好像靈魂早已不在那裡面了——起伏的呼吸是呼吸器給的頻率，脈搏彷彿也只是葉克膜的設定。棉被下、衣服下有多少管路，我已經不敢掀開來確認，也捨不得掀開時，一旁的林太太和我一起看到。

而我維持著每週一次的訪視。

每一次走向加護病房的銀灰色自動門，都希望今天可以有一些進展，也許來場不錯的會談，扭轉一切，所以有點緊張和振奮；但是想到不知道病人又經歷了什麼樣的治療，又有點擔心。

我總是得深深吸一口氣，穩定一下複雜的情緒，也給自己一些勇氣踏進加護病房。

管制門打開時，強烈的冷氣襲來，我經常想起第一次訪

視時，陽光灑落在地板的樣子；每個禮拜看見林伯伯越來越衰弱，我也總想起他拍著胸口說：「問我！問我！」的樣子，那樣激動。

我還掛念著那條原本想走的路。

「你們還好嗎？」我走向前詢問太太，探視時間總是只有遇到太太：「兒子還好嗎？」

「兒子都晚上才能來，女兒她們沒辦法走進加護病房，常常陪我來醫院之後，就在管制門外等我，因為實在捨不得看到爸爸現在的模樣。」太太言語間透露出一絲絲的無奈。

「阿姨，妳很為難吧，開刀了，女兒難過；不開刀，兒子心裡又會過不去。」

「是啊……，現在什麼都不能做，他變得好瘦，骨頭都凸出來了……。」

「他到底有沒有進步？」太太問。

醫師每天都說肝指數有比較穩定，或是腎功能有進步，聽起來好像在好轉，但回頭看見躺在病床上的丈夫，卻好像不是這個樣子，讓她心裡很疑惑；我也感受著太太的擔心和不捨，攜手半輩子的林伯伯日漸消瘦，醒來的時間也越來越少，晚上回到家，總掛心著醫院的林伯伯，接到電話也害怕有壞消息，沒有電話，也擔心不知狀況如何。

⊙ 難走的路，更要彼此陪伴

「阿姨，妳覺得數據好像跟人的樣子不一樣對不對⋯⋯，林伯伯現在真的很努力，兒子、女兒來的時候，記得提醒他們跟林伯伯說說話，謝謝他這麼努力，給了家人一個期望，相信兒子也會知道林伯伯很努力過的。」

不只是林伯伯需要陪伴，兒女的不捨，也好需要林太太陪著他們走過。在這個困難的時刻，他們明明走著同一條路，該怎麼讓他們肩並肩、依靠彼此呢？

每次結束訪視，我常難以釐清自己的感受。覺得病人好像還在辛苦，自己似乎什麼都沒做；但我也很清楚陪伴是必須的，因為這條路對家人們來說真的好煎熬。

總是拖著腳步回辦公室，我經常想，究竟要到什麼程度，大家才會覺得已經好好地努力過，可以覺得無憾了呢？

「再打電話給兒子吧！」這個想法在我腦中浮現無數次，但又掙扎地告訴自己，再一下、再等一下。我等待著，陪伴著，也好像在這個幽谷裡感受著。

一直到有一天，林伯伯的狀況糟得不能再糟，即使是維生醫療也即將無法維生了。我又來到加護病房，這次遇到了潰堤的女兒。

「我一開始就說不要開刀的⋯⋯。」女兒無力地垂著肩

膀，邊說邊止不住淚水，似乎連生氣的力氣都沒有了，只能向我投來求助的眼神，那個眼神裡有著懊惱，更多的是滿滿的不捨。這是我最擔心的事了。我能夠理解她的感受，但同時也理解兒子的盼望。我想嘗試為這個家庭建立一些橋樑。

「我知道妳每次都不忍心進來，看到爸爸這麼辛苦，妳真的很不好受。」

女兒情緒稍微平穩之後，我說起病人和太太在這段時間的兩難，在開刀與不開刀之間、等待病情有起色的過程，每個人都很不容易，即使兒子也是；走過這段時間，林伯伯和大家都努力過了。

「如果現在的治療已經給林伯伯太多的負擔，也看不見效果，也許我們可以討論撤除一些不需要的維生醫療？」

女兒立刻同意我的建議，太太也終於下定決心，所以我有了足夠的信心聯絡兒子。

「目前所有的醫療都已經提供給爸爸了，可是他的狀況看起來沒有比較好，今天和媽媽、姊姊討論，大家都同意爸爸辛苦過、努力過了，所以簽好了『不急救同意書』。之後我們的照顧跟醫療，如果對爸爸有傷害或是沒有幫助，我們會停下來。」走到這裡，終於我也有足夠的信心說，林伯伯努力過了，可以沒有遺憾了。

「……好，我知道了，謝謝妳。」電話那頭依然是無盡的沉默。我知道這次的沉默，是深深的失落，不願意但終究放下的大石頭。

那個晚上，林伯伯卸下身上的管路，再也無病無痛、無拘無束了。

林伯伯往生的隔天，我接到兒子打來的電話。

「護理師，我爸爸昨天晚上往生了，謝謝妳這段時間的幫忙，還有去陪伴媽媽的部分……，謝謝妳。」

陪伴林伯伯的家人，前後大約一個月，對病人來說這辛苦的一個月，讓兒子有機會嘗試，讓女兒看到其他家人的不捨，讓太太真正能下決定。所以，這條路是有意義的吧！

有些時候，病人和家屬的選擇不見得符合我們心中的圓滿，但圓滿並非由我們定義，只要我們的關心和支持，他們都感受到了，那樣就很足夠了。

我往回頭看，沒看到我原本惦念的那條路，只有我們一起走過來的這條路。

安聆
心語

　　每個病人都有自己的故事，也許是看不到哀傷盡頭的急救過程，也許是正氣凜然的生前告別式，每一個病人的故事，都有著不同的啟發。

　　安寧照顧的目標是善終，但其實善終並沒有標準答案——沒有「最好」的決定，只有最「適合」的決定。每一位病人的善終都是獨一無二的，而陪伴他們走過幽谷，是我們不變的心意。

05

天堂島弟弟

　　我不知道為的是什麼……，怎麼會有一個三歲的小孩要受這些罪？

　　就算能化療，然後血球又會變低，接著又要輸血，不斷地循環，到底什麼時候才可以停止……？

文／許佩裕　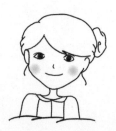護理師

「我今天想要分享的個案，是在半年前已經成為小天使的亮亮，他是一位三歲的小朋友，大概在一歲的時候診斷白血病，因為他在醫院住了好久的時間，大家也都感受到爸爸、媽媽在很多決策上的擺盪，因此我們提出來討論，希望可以了解各團隊成員的評估、處置，讓我們接下來遇到類似的病人時，能更有方向……。」

那是一個炎熱的夏日午後，我們在兒醫大樓的一間會議室討論亮亮的照顧過程，他在大家的腦海中還是好活潑、鬼靈精怪的模樣，每一幕都好像是昨天才剛發生，好像……他一直都還在我們身邊。

◉ 不要講壞消息，不許弄哭我爸爸！

第一次見面時，亮亮正在睡覺，光光的頭、圓圓的臉，好惹人疼愛的孩子！

陪在旁邊的是爸爸，還有一袋摩斯漢堡，爸爸說現在是亮亮的午睡時間，等亮亮起床要吃他最愛的摩斯漢堡。三歲的亮亮是家裡的大哥哥，是個貼心、愛說話的小孩，家裡的兩個弟弟，目前是由奶奶和媽媽一起照顧，亮亮已經住院七個多月了，大部分時間是爸爸陪在身邊。

「我們仍然試著讓他打一些化療，但醫生說是『緩解性』的，所以應該效果有限吧……。」爸爸低著頭，清楚地說著

他知道的訊息，同時也滑著手機：「我們還會去外面再問看看，有沒有其他治療的方法……。」

「大概是想為亮亮再多爭取一些時間吧……。」我試著同理這位哀傷的父親。

「我不知道為的是什麼……，怎麼會有一個三歲的小孩要受這些罪？就算能化療，然後血球又會變低，接著又要輸血，不斷地循環，到底什麼時候才可以停止？自從他生病之後就很少待在家，我其實已經不知道他腦海中還有沒有對家的記憶了？」

「看到亮亮這樣，真的好心疼……。」

「醫生其實已經不建議我們再繼續治療了，因為效果不好，也擔心亮亮辛苦，妳們『共同照護』的意思，是可以同時進行這些治療和緩和治療，是嗎？」

「是的，我們會再和小兒科醫師一起觀察亮亮這幾天的身體狀況、一起照顧，主要就是不要讓他太辛苦。」

「爸爸，你剛剛提到亮亮很少回家，若有機會……，會希望帶他回家嗎？」

「有這個機會嗎？他很嚴重耶！」爸爸皺了一下眉頭，但眼神好明亮。

我大概說明了一下安寧居家的照護方式，這時病床上有

個小動靜，是亮亮起床了。

「是誰？」亮亮抱著小毛毯坐了起來，用一個令人融化的奶音說著。

「你好呀！亮亮，我是佩佩阿姨！」

「不可以說壞消息！不可以弄哭我爸爸！」亮亮變身為小糾察隊，手抱著胸，要我不能犯規。

「阿姨沒有說壞消息啦！」爸爸心疼又好笑地摸摸亮亮的頭。

「你好怕爸爸傷心吼！」

「爸爸媽媽已經很常哭了，不可以再哭了……。」

一陣鼻酸，讓我的眼眶了起來，亮亮就像一個小天使在守護著他最愛的爸爸、媽媽，我不太確定他知不知道自己的身體狀況，但貼心的他在此時此刻擁抱著爸爸的憂傷，然後他讓床上的小熊布偶——布布，在爸爸身上跳來跳去，要逗爸爸開心，可是轉眼看到桌上的摩斯漢堡，一陣歡呼之後便磨著爸爸要吃漢堡。

走回辦公室的路上，腦海一直回想這個畫面，他是這樣貼心溫暖的孩子，任誰都會好不捨。

☉ 天堂島，大家以後會去的地方

過了幾天，主治醫師召集家人一起討論後續照護的方向，家人雖然早有心理準備，但親耳證實治療效果有限的消息，仍是令人難過。想著亮亮的體貼、懂事，我想，應該讓他有一些心理預備。

「亮亮是個早熟、貼心的孩子，我認為我們必須做一些準備，讓他知道接下來可能會面臨到的事情，甚至是讓他知道可能會離開我們大家……。」這是同樣身為媽媽的我在乎的事，我想讓孩子有方向、不害怕。

得到了家人的認同後，我準備了一本繪本──《爺爺的天堂島》，要來和亮亮說故事了。

「嗨！亮亮，我唸個故事給你聽。」秀出我的繪本，書上繽紛的顏色肯定吸引到他了！

「好哇！」亮亮眼睛睜到最大，一口就答應我了。爸爸也收起了正在餵亮亮吃了一整天都還吃不完的漢堡。

「有一天，男孩去爺爺家探訪，被叫到了閣樓，爺爺說：『前面有一扇門，你去把它打開看看。』小男孩把門打開之後，看到了一艘很大很大的船，然後啊，爺爺開著船……。」

亮亮小小的身軀，讓單人病床看起來像 king size。他站在床上扶著床欄，瞬間，我們好像進入繪本的世界，亮亮撐起一

艘帆船，而我坐在岸上的木桶上，一個字一個字念給他聽。

「哇，你看！」我指著繪本裡的海景。

「哇！」亮亮很投入，也和我一起驚呼書裡的奇妙世界：「海裡會有鱷魚嗎？」

「不會有鱷魚，但會有大白鯊，哇——」我張大嘴逗弄亮亮。

「哇，哈哈哈哈！」

我們一起看著小男孩和爺爺航行中、小島叢林裡各種生物，亮亮指認著每種動物，學牠們的叫聲「嘶——嘶——呼嚕，呼嚕，呼嚕——」，也學風吹過葉子的聲音「沙沙沙沙」。

爺孫倆在小島上玩了許久，到了該回家的時間。

爺爺將小男孩送到飛船門口說：「爺爺要永遠地留在這邊，不陪你回去了。」

小男孩疑惑地問：「爺爺，你不跟我回去嗎？你自己留在這邊不孤單嗎？」

「不會啊！這邊有這麼多動物陪著我，怎麼會孤單呢？爺爺一點都不孤單，這邊很好玩。」

最後，小男孩一個人上了飛船，回家了。

回到家之後，經常陪自己玩的爺爺不在了，覺得很寂寞，所以他又跑到閣樓，想要找到通往小島的那扇門。

門沒有找到，卻在窗台上發現一封信，他小心翼翼打開信封，發現原來是爺爺跟小島上動物的合照……。

　　將故事說完，闔上了故事書：「亮亮，你覺得爺爺在那邊會不會很孤單？」

　　「不會！那邊有很多小動物可以陪著爺爺！」

　　「對啊，天堂島那邊有許多小動物，爺爺不會孤單喔。」

　　「天！堂！島！」亮亮眼睛雪亮大聲地念著。

　　「對呀，那就是每個人都會去的地方喔！」

　　「喔！」亮亮點點頭，好像知道我在說什麼：「那阿姨妳可以再說一次嗎？」

　　「好吧，我只能再念一次喔！最後一次喔！」

　　「好，最後一次。」

　　等到第二次念完之後，亮亮仍然意猶未盡。

　　「這樣好了，我把這本書留在這邊，到時候想聽的話，請爸爸念給你聽好嗎？」

　　亮亮點點頭，開心地跳了起來。

　　離開病房之前，回頭看去，看到爸爸坐在床邊，手中拿著一疊書準備唸給他聽，看著他們的互動，心中很是溫暖。

◉ 手牽著手，代表我愛你

　　抽血的數值越來越不好，暗示著我們更需要把握時間了，

亮亮小精靈依舊活力滿點，在病床上飛來飛去，一下跑到床頭、一下跳到床尾，「天啊天啊，這樣可以嗎？血小板那麼低，撞到出血怎麼辦？」我在心裡嘀咕著。

「哈囉，妳們來啦！布布你看！」亮亮拿起小熊布偶，熱情地和我們打招呼。

「好了，不要跑來跑去了！」爸爸面無表情、小聲地說。

「布布說：『你—不—要—生—氣！』爸爸你看，我跟布布！」亮亮嘟起嘴，學小熊布偶嘴巴鼓鼓的樣子。

爸爸失神地看著亮亮與布布，疲累、憂傷、無助，和亮亮的無憂無慮形成強烈對比，這畫面太過衝擊，正當我煩惱著該如何承接這兩種截然不同的情緒時，兒童藝術老師進來了。

「亮亮早安！」藝術老師一如往常精力充沛地問早，老師拿了一支色筆，讓爸爸帶著亮亮描繪爸爸大手的輪廓，在大手裡也描了他的小手：「哇，你是爸爸手掌心的寶貝呀！」

「啊，牽牽手，哈哈哈哈！」亮亮覺得好玩，也有點不好意思地笑著。

「嗯，是手牽手呀，我看看！」藝術老師把紙拿遠一些，和亮亮一起端詳著，「真的耶，兩隻手牽緊緊的！」

「手牽手是我愛你耶，哈哈哈哈！」

亮亮稚氣的笑聲，繞了早晨嚴肅的病房好幾圈，繞進了爸爸的心，融化爸爸疲憊麻木的表情。此時，爸爸的嘴角揚起慈愛，眼角卻再也守不住淚水。

「我也愛你！」爸爸舉起他的大手，亮亮將手印在爸爸的掌心中，原本失神、疲累的爸爸瞬間被亮亮的小手心充電了，照顧的重擔積累成層層黑眼圈和眼袋，也因被點燃的「父愛」重新有了光彩，爸爸突然覺得應該勇敢地為亮亮做一個決定。

「亮亮，老師陪你一下，爸爸和阿姨討論事情。」

爸爸引我至走廊：「上次妳說……，我們是不是可以不用一直待在醫院？如果他的病沒辦法好了……，我想，問問看帶他回家的事！」

我和他說了目前亮亮身體的照護重點，也承諾會幫忙找後續能銜接照護的居家團隊。爸爸緊捏著雙手，專注地聽我說明，沉默了一下說：「謝謝妳，我會跟媽媽好好討論。」

◉ 真正地當個孩子

在我年休期間，爸爸毅然帶著亮亮回家了。

亮亮返家後，躺在自己的小床，和堂哥堂姊玩仙女棒，舔了幾支酸梅棒棒糖，當一個真正的「孩子」，只是每週仍

要回來門診抽血、輸血。

在家的亮亮有好多人陪著，但是在醫院裡的我們仍不免感到牽掛。

「亮亮這次血液檢驗很不樂觀……，白血球中不成熟的血球非常高，可能近期就會離開！」兒科個管師聯絡我，大家很擔心在家的亮亮會不舒服，家人可能也會慌了手腳。

為了讓亮亮在家裡可以順利受到照顧，我即刻尋求他家附近的醫療資源。

「張醫師，我是佩裕啦！有一個小朋友想拜託你們耶，不知道有沒有機會去家訪？他是三歲白血病，但有一些照護的細節，我們還沒有討論到！」也許是上帝有聽到我的呼喊，目前在中部工作的張醫師是我昔日的戰友，他一口答應了！我也趕快打給爸爸說好門診時間，先讓張醫師評估病歷資料。

約莫三週後，我接到亮亮爸爸的電話。

「主治醫師剛剛打給我了，他是跟我講說，如果血球那麼高，可以回去醫院做緩解症狀的處置……。」在電話這一端，我感受到爸爸的猶豫，他似乎希望聽聽我的建議。」

我試著端詳著每一位父母內心的渴望，如此赤裸地凝視死亡多麼痛，多希望還能為孩子做些什麼！於是我告訴爸爸：「也許回到醫院，對亮亮的不舒服可以有些幫忙。」

掛掉電話後，腦中出現太多思緒，知道家人的不捨、抉擇的擺盪都是再自然不過的事了，但仍不免感到惋惜，真的很希望亮亮能一直開開心心地在家玩耍。

⊙ 一閃一閃亮晶晶，萬物都要讚美祢

就在亮亮回到醫院的隔天，小兒科病房的護理師焦急地打電話給我。

「學姐，亮亮快走了，妳可以趕快過來嗎？」

隔了三週再次看到他，已經不再是鬼靈精怪、跳來跳去的小男孩，他的臉色蒼白，他在媽媽的臂彎裡睡得很好、很沉，爸爸緊緊守在一旁。

亮亮啟程去天堂島了。

「亮亮，謝謝你總是帶給大家歡樂，阿姨們都很喜歡你喔！每次跟你在一起，我們都很快樂、很開心。謝謝你給我機會和你說再見，亮亮掰掰……。」我在亮亮耳邊輕輕說。

雖然大家有心理準備，但這一刻還是來得太突然，我們回過神後一起唱亮亮最愛的詩歌──《一閃一閃亮晶晶》。

姑姑一一打電話給所有的家人，讓大家輪流和亮亮說話。

「弟弟，你表現得很好，我們都很愛你。」

「你就先到天堂島去，我們以後會去那裡找你。」

「以後我們都會到那邊去，你在天堂島那邊有人會陪你，你不會孤單。」

一閃一閃亮晶晶 滿天都是小星星

掛在天上放光明 好像許多小眼睛

一閃一閃亮晶晶 萬物都要讚美袮

「以上，是我接觸亮亮他們一家人的過程……。很謝謝他們讓我們有機會照顧他們，我們也都在學習怎麼樣成為更好的護理師、更好的人。」

會議室裡案例討論已經告一段落，可是醫護同仁們仍聚在一起聊著關於亮亮的點點滴滴。

「我還記得，亮亮有一天和爸爸在門口吵架，因為亮亮洗屁股的時候一直玩水……。」

「他真的比一般孩子成熟，每次出來逛街的時候，我就會說：『嗨！亮亮！』他說：『嗨！護理長！』他不怕生，就是一個小大人。」

會議室的窗映著夕陽，我們分享、品嘗每個時刻，流下的眼淚是懷念，更是我們和亮亮一家人共同努力的珍貴印記。

我一邊啃著亮亮最愛吃的摩斯漢堡，一邊微笑聽大家的分享，我真的很慶幸爸爸雖然一路都這麼掙扎與猶豫，仍勇

敢地帶亮亮回家，過一段屬於他這個年齡應有的快樂與歡笑。
在一顆星星殞落之前，至少有機會閃耀出它最燦爛的光芒，
也讓我更深深的相信因為這段經驗，亮亮一定會在天堂繼續
開心地笑著。

哈囉，亮亮！

在天堂島一切都好嗎？叔叔、阿姨們聊
著你的一切，又哭又笑，好謝謝你帶給我們
的歡樂，也謝謝你帶我們大家看到小病人的
純真，也讓我們看到醫生和護理師也好不捨，
真的是很投入在照顧病人啊！

謝謝你的體貼，到現在都還照顧著我們。

安聆
心語

　　有時候，我們的病人讓我們好捨不得，好想為他們做些什麼，雖然不見得馬上能得到成果，但其實透過真心陪伴，這些努力不會白費，都會累積在我們和他們的生命裡。

06

您是我心中的大樹

「慧敏老師，謝謝這段時間讓我照顧您，我從您的身上學習到很多。」

當時慧敏老師已經呈現昏迷的狀態了，眼睛是閤上的。我相信她有聽到我說的話，儘管意識已經不清了，但還是很努力地想要回應我。

文／許佩裕　護理師

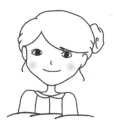

「對著第一顆升起的星星祈禱，已經變成我的習慣，

在黃昏時仰望的天空裡，滿心尋找你的蹤跡，

悲傷也好、歡喜也罷，想起你的笑容，

我相信從你所在的地方看得到我，

我就能夠相信有一天再重逢，

晴空也好、大雨也罷，時時刻刻浮現的笑容，

即使回憶已遠離褪色，如此孤單、如此眷戀，

對你的思念讓我淚光閃閃」

——夏川里美《淚光閃閃》

電視裡傳出熟悉的旋律，夏川里美的歌聲，讓我想起了那位喜歡烏克麗麗的慧敏老師。

那時候，我才剛加入安寧共照團隊，而慧敏老師已經罹患大腸癌兩年了。

◉ 平心靜氣，預作死亡紀事？

那是一個炎熱的午後，夏天的蟬總有用不完的體力，肆無忌憚地喧鬧著。

走進病房前，深深地吸了一口氣，我知道這個病人是一名輔導老師，忐忑猜測等一下會面的場景。

　　單人房裡，靜靜地躺著一位面容白淨、神情恬淡的婦人，在知曉我是家醫科護理師的身分後，平靜地跟我說：「妳是安寧護理師吧？我已經做好隨時會離開的準備了。」

　　這是我與慧敏老師第一次會面，當時的我還是菜鳥共照護理師，慧敏老師一句平淡的話，讓我愣在原地，懊惱著自己何時洩漏「安寧護理師」的身分。

　　等不到我回應，她接著說：「最近常夢見三年前死掉的姊姊，我知道我的時間不多了。」然後她開始跟我「報告」，她為死亡所做的安排與準備。

　　這場會談，更像是慧敏老師的死亡準備簡報：

　　「我先生很依賴我，要是我離開之後，他該怎麼辦？所以趁著身體還可以的時候，開始教他煮飯，現在他可以幫全家人準備一餐了！」

　　「女兒的興趣是星座，她希望以後能夠架設一個星座的網站，朝這方面去發展，雖然她爸爸和哥哥都覺得這樣不務正業，但是我鼓勵她做她想做的事情。」

　　「兒子是個醫師，工作很忙，取了個日本老婆，生了一個女兒，他對人生很有規畫，我從來都很放心。」

　　「我沒有什麼好煩惱的了，該交代的、安排的事情，我都做好了。」

　　窗外的蟬鳴震天價響，房內慧敏老師一口氣向我報告完畢，還來不及思考要如何回應這記高速直球，她沒有介意我的遲鈍，只是靜靜地望著窗外變得暗沉沉的天空，皺著眉頭喃喃地說：「究竟我還遺漏了什麼？使我還在這裡等待？」

　　儘管慧敏老師自在談論著計畫已久的「死亡準備」，但床邊陪伴的先生一點都不像準備好了，他靜靜地低著頭，不發一語。

　　有好幾天的時間，我反覆思索著與慧敏老師的會談畫面，總結出一個感想：似乎慧敏老師這一生總是事先做好種種規畫，她已列出到達終點的清單，並且一項一項認真地完成它，卻很困惑到底問題卡在哪裡？

◎ 不尋常的坦然，沒跟上的情緒

　　牽掛著慧敏老師的這份「等待」，我常常去看她，不同於第一次會面時戰戰兢兢，深怕說錯什麼話。

　　漸漸地，我發現慧敏老師為人和善、很好相處，她還常教我做人處事的道理，每一次看見我進到病房，都會招呼我坐下來，陪她說說話，一起欣賞窗外那棵長滿黃花的大樹。

　　慧敏老師跟我介紹：「這是台灣欒樹，它的色彩豐富，隨著四季變化會有不同的風情。」

「我幫妳打了蔬果汁，趁新鮮快喝了吧！」先生滿頭大汗地走進病房，來不及放下東西，急忙地從餐袋拿出一個保溫杯向慧敏老師說。

「放著吧！我正跟安寧護理師說話呢！」慧敏老師神情淡淡地跟先生說。

「果汁就是要趁新鮮喝，放久了，營養就流失了。」先生的態度很堅持。

「好吧！扶我起來。」慧敏老師嘆了一口氣，無奈服從。

「喝完果汁，就要下床散步，妳今天還沒有走滿一個小時……。」先生絮絮叨叨地說著接下來的計畫。慧敏老師不悅地抗議：「我還沒有力氣……。」沒有等她把話說完，先生又打斷：「妳就是懶得動，要動才會有力氣，要活就要動！」

先生關懷備至的模樣，讓我很羨慕，可是看著慧敏老師的眉頭越皺越緊，我連忙打圓場緩和氣氛：「先生真是行動派，很有規矩的把生活安排得很好啊！只是慧敏老師也要量力而為，現在感染剛被控制住，鍛鍊體力要慢慢來喔！」

「他們學法律的，就是一板一眼！」慧敏老師向我抱怨著，先生則無奈地看著我。

那天結束訪視，先生送我離開病房，欲言又止的眼神讓我停下步伐：「怎麼了嗎？」

彷彿積壓了許久，先生滔滔不絕地說起，他對太太的愧疚：「我以前太少關心她了，現在好像做什麼都沒有用……，幫的忙都不是她要的，我太不會替別人著想了！」

我試著同理先生的無力與無助，陪他梳理情緒，鼓勵先生跟慧敏老師聊一聊，我隨著他回到病房。

「我很抱歉，之前都不關心妳，也從來沒有問過妳的心情，每天都只會把不好的情緒倒在妳身上，都是因為我，對不起，可以原諒我嗎？」先生流著淚，說著自己的歉意。

「好，我原諒你。」慧敏老師回答得很坦然。

我在一旁觀察著慧敏老師與人相處的樣子，看起來很坦然，卻隱隱覺得哪裡不對勁。

曾是輔導老師的她，總是溫暖、和善地照顧身旁的人，一臉溫婉卻彷彿按耐著心過日子。我忽然有種體悟，原來老師的計畫沒有錯誤，只是情感還沒有跟上腳步。

◉ 安靜力量，成為彼此的知音

同樣是個蟬鳴喧囂又熱烘烘的午後，窗外的台灣欒樹黃澄澄的樹梢，強化了夏末的豔陽。

我帶著一顆過熱的腦袋走進病房，下意識地想向慧敏老師汲取一些清涼，在她這裡，我總可以得到一份安靜的力量。

「我已經想好告別式要播的歌了！我已經跟媳婦講好，到時候要播放日文版的《淚光閃閃》跟《What a wonderful world》，這兩首都是我喜歡的歌。」

慧敏老師喜歡跟我談她的後事安排，因為她的家人沒有人想跟她談這個。

談到音樂，慧敏老師特別有精神，她還說：「我很喜歡烏克麗麗的音色，還買了一把放在家裡，可惜只是擺飾，家裡沒有人會彈。啊！真想聽聽烏克麗麗輕鬆且無憂無慮的聲音。」

我猜慧敏老師心中的烏克麗麗充滿魔力，有來自海洋小島的自在、海風吹拂的清涼，或許是她對自由的嚮往吧！她總照顧別人，是不是也很渴望能無拘無束做自己呢？

終於找到可以為老師做的事！似乎被我的雀躍心情所感染，窗外的蟬叫得更加賣力了。

精神抖擻地走回護理站，找到慧敏老師的醫療團隊。

「慧敏老師說想要聽烏克麗麗的現場演奏，有誰會啊？」我向大家報告她的願望。

「我會彈吉他，練習一下，應該就可以上手了！」住院醫師聽了之後，立刻自告奮勇提出可以幫忙慧敏老師完成她小小的心願。大家都很興奮，似乎回到了學生時代，七嘴八

舌地商量著曲目與如何進行活動。

「我已經練好了，今天下午就要表演了，慧敏老師的家人也會來。」沒幾天，我便接到住院醫師傳來的訊息，驚訝之餘，快速地結束手中的工作，趕往這場別具意義的音樂會。

才踏上病房走廊，就聽到《淚光閃閃》的旋律穿過房門，在長廊上飄揚，循著烏克麗麗輕暖的節奏，我的腳步跟著輕快了起來。

病房裡，年輕的住院醫師抱著慧敏老師珍藏的烏克麗麗正在自彈自唱，現場的氣氛和樂融融，先生、女兒與百忙之中抽空參加的醫師兒子，圍著慧敏老師坐著。

最重要的家人們都來了，慧敏老師坐在病床上，兩手一邊打著拍子，眼神十分專注看著住院醫師。她臉上的笑容是這幾個月當中，最開懷的一次。我發覺那是第一次真正看見老師發自內心的笑容，先生也一掃原本拘謹嚴肅的形象，與大家融成一片。

我恍然理解，這個活動的深層意義，是讓慧敏老師用一條情感的線牽引著先生不再停滯不前，使老師冷冰冰的死亡準備企劃案，轉變為具有溫度、色彩的溫馨互動。

「我以後也要走家醫科！」那天住院醫師靦腆地告訴我，決定了以後的志向。

幾天之後，我再去探望慧敏老師時，她熱情地拉著我的手：「我覺得妳們安寧照顧實在太好了，其他的病人也應該有這樣的照顧才對。」從慧敏老師跟先生的臉上，看到不同以往的笑容，對比之下，才知道他們之前的笑容是多麼苦澀。

彷彿遇到知音一樣，我跟老師聊了許多安寧照顧的理想，得到慧敏老師連連稱讚，認為應該要擴及這樣的理念。

「慧敏老師，妳可以幫我寫一封感謝函嗎？讓醫院知道你們感受到的安寧照顧，是很實際且有幫助的！」我鼓起勇氣，邀請慧敏老師加入推廣安寧照顧的行列。

「當然可以啊！」慧敏老師跟她的先生欣然接受。

這封感謝函讓長官們看見安寧照護的美好，意外的是，讓我與原來的照護團隊的合作更順暢，這大大鼓勵了當時還很菜又充滿挫折的我。這封感謝函一直深藏在我的抽屜裡，成為很重要的力量。

⊙ 起立，敬禮，謝謝老師！

總是會有道別的時候。

那天，空氣聞起來有一股霉味，天空烏雲密布，老天爺已經蓄勢待發要下一場大雨，窗外的欒樹不再茂盛，褐色的花球隨著深秋的到來逐漸飄落。

　　我在房門前深深地吸了一大口氣，鼓足勇氣打開房門，先生坐在病床旁邊，看見我也只是點點頭，隨後站起身來，把位置讓給我。雖然沒有人說話，但彼此都心照不宣，我們知道時間所剩不多了。

　　「慧敏老師，謝謝這段時間讓我照顧您，我從您的身上學習到很多。」當時慧敏老師已經呈現昏迷的狀態了，眼睛是闔上的，卻大大地喘了一口氣。

　　我與先生對望一眼，她知道！我相信慧敏老師有聽到我說的話，儘管她意識已經不清了，但還是很努力地想要回應我。

　　「佩裕啊，謝謝妳們！我們後來聊了很多，從我跟她認識、結婚、生下孩子……，那一些很平凡的事，我很感謝這一生有她相伴，也很謝謝能遇見妳們。」

　　窗外的欒樹乘著蕭瑟的秋風，灑下一地枯黃，秋天的蟬聲逐漸被落葉掩埋，慧敏老師平靜地走完人生的最後一哩路，我留在這裡，注視您逐漸遠去的背影，謝謝您在我這顆剛冒出頭，怯怯地嫩芽身邊種下一棵大樹，讓我依傍著它安心長大。

　　即使有更大的風雨，我都知道大樹會支持我、庇護我度過風雨，我在從樹梢透下來的雨後驕陽中成長茁壯。

　　幾年後，我在安寧病房遇見了當年演奏烏克麗麗的這位年輕住院醫師，他真的進入安寧照護的領域。

　慧敏老師，您知道嗎？因為您，我們走得很有力量。現在的我已不是當年手足無措的菜鳥共照護理師，我總愛駐足在那棵台灣欒樹前，看它在春天穿起一身翠綠，在夏天染上一片耀眼的金黃，等到秋天會換上沉穩的粉橘色，在灰沉沉的冬天裡，即使沒有華麗的衣裳，它仍用姿態襯出一身堅強。

　看著它隨著四季更迭，變換不同的風采，似乎是老師的笑容，讚許地回應我內心的領悟。

安聆心語

　在安寧照護生涯中遇到許多人、事、物，都成為我日後成長的養分，謝謝你們用生命教會我的事。

安寧緩和療護箴言 03

給照顧者的心裡話

　　——此篇獻給一路照護病人的醫療團隊人員、照顧服務員，以及守護病人及家屬的你。

　　投入臨床照護或陪伴工作的這段路，或許已有五年、十年，甚至更久，你我多少都曾參與在病人的生命裡；曾經協助病人完成對他們很重要的事，樂得一起合照留念，好像死而無憾的是我們；曾經陪伴病人與家人進行四道（道愛、道歉、道謝、道別），我們也哭得忍不住湊進去，一起說謝謝、一起說再見；更曾經在家屬哭得撕心裂肺的當下，我們不適合急著說安慰的話，只能感受著家屬的哀傷不捨，在口罩後面默默淚流滿面。

◉ 無人可解的深奧課題

　　我們努力陪伴著病人面對這個沒人可以解答、深奧的課題——「死亡」。

　　那麼多令人刻骨銘心的故事，我們總是投注了許多自己，真誠且積極地傾聽，盡力承接許多不甘心、放不下、憤怒和憂鬱的情緒。

　　然而我們也是人，也會有自己的情緒，這些情緒壓力又該如何調適呢？畢竟不是每一場告別都像秋天的落葉一樣美麗又從容，總是留下無限美好的感受；有時我們必須走進一場暴風雪，該怎麼走出來？且如何從容地拍掉肩上的細雪？

　　這樣的學習不是一蹴可幾的事，我們試著從沉默中獲得迴響、從打擊中獲得鼓舞，我們必須不斷地看見自己的失落，也因此更知道自己的盼望與初衷。

　　原來，照顧者最重要的課題，就是認識「自己」。

⊙ 陪伴，在內心留下足跡

　　陪伴一段生命，即使日子不長，或多或少都會在我們內心留下一點「什麼」。

　　以護理工作而言，這些「什麼」先是在護理紀錄留下足跡，接著是個案討論會議上的分享，有時是在辦公室娓娓道來，或快或慢，或困難或簡單，我們需要時間慢慢咀嚼自己的感受，反芻故事的味道，我們成長又挫敗，不斷地淬鍊，直到這些「什麼」內化成一部分的自己，陪著我們繼續走安寧照顧的旅程。

　　病人陪伴著我們，我們再陪伴下一個病人，病人的故事就是我們的故事，而我們的故事也是病人的故事，用生命和

生命交織而成，不斷循環，是一次次的祝福與感動。

◎ 寫下故事，檢視成長歷程

出版此書，臺大安寧緩和團隊的護理師們無不掉進記憶的漩渦，細細回想當時照顧病人的情境與各種細節，用向來只會寫護理紀錄的文筆，反覆修改、努力呈現，想讓讀者也能像掉進《哈利波特》的「儲思盆」裡，彷彿身歷其境。

寫著文章的同時，我們好像又重新經歷與檢視了一次自己成長的歷程，不論是美好的或傷心的，每個照護過程都成為灌溉我們成長的養分。

病人永遠是我們的老師，感謝他們用生命教導我們的生命；感謝每一位參與病人照顧的你，與我們一起找到從事這份工作的力量，在幽暗中看見生命的韌性與美麗，讓我們更知道如何去愛，以及如何好好地把握現在。

本書作者群簡介

臺大醫院安寧緩和護理師

安寧病房

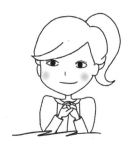

陳新諭 安寧病房護理師
國立臺北護理健康大學護理系
家醫科、安寧病房、
預立醫療照護諮商門診，總年資 7 年

我認為安寧是 汪洋中的一座燈塔，充滿力量與溫暖。

激勵自己的一句話 每場試煉都是緣分，儘管擁抱當下。

給病家的話 只要你需要，我們（安寧團隊）的陪伴從不缺席。

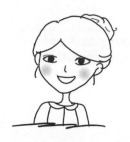

許維方 安寧病房護理師
長庚大學護理學系
家醫科、安寧病房、
預立醫療照護諮商門診，總年資 7 年

我認為安寧是 雨後的彩虹，看見才能體會她的美。

激勵自己的一句話 盡全力，不要有遺憾。

給病家的話 每一段人生歷程都有它的意義與價值，而我們會
把愛延續下去。

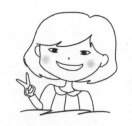

蘇靖嵐 安寧病房護理師
慈濟科技大學護理系
家醫科、安寧病房，總年資 8 年

我認為安寧是 感受生命的每分每秒，此時此刻。

激勵自己的一句話 盡己所能。

給病家的話 雖不知路的盡頭，但我們會一起陪你走過。

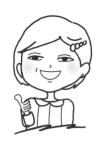

姚佩妏 安寧病房護理師
國立臺北護理健康大學護理系
內科病房、安寧病房，總年資 7 年

我認爲安寧是 幫忙病人在此生結束前再保留些什麼。
激勵自己的一句話 愛你所選擇。
給病家的話 我們一起記得最無憾的此生。

安寧共照 ────────────────────────────○

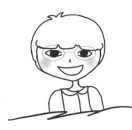

陳怡安 安寧共照護理師
國立臺北護理健康大學護理系
腫瘤病房、化學治療室、安寧共同照護，
總年資 18 年

我認爲安寧是 子夜的繁星，要鼓起勇氣抬起頭，才能看見專屬
黑夜的美麗。
激勵自己的一句話 我是死亡嚮導，好死專家！
給病家的話 離別總是悲傷的，就安心地哭吧！這樣的生活裡，
我們一起幹一些可以牽動嘴角的事，這時候，請
放心地笑吧。

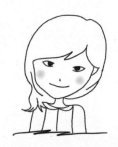

陳姍婷 安寧共照護理師
國立臺北護理健康大學護理系
內科病房、皮膚科病房、腦中風加護病
房、安寧病房、安寧共同照護，
總年資 13 年

我認為安寧是 陪著你找到屬於自己的力量。
激勵自己的一句話 可以努力的，我會盡力。
給病家的話 你那溫暖的雙手，是傳遞著滿滿你對他的愛，牽
手或是擁抱都是很美的陪伴。

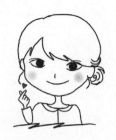

汪慧玲 安寧共照護理師
國立臺灣大學護理學系研究所內外科組
腫瘤科病房、安寧共同照護，
總年資 7 年

我認為安寧是 陪伴一起走過。
激勵自己的一句話 每一步都是往更好的路，一切都會值得。
給病家的話 把握每個當下，美麗地活著、優雅地轉身。

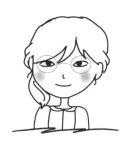

周思婷 安寧共照護理師
國立臺灣大學護理學系
家醫科、安寧病房、安寧共同照護，
總年資 7 年

我認為安寧是 生如夏花之絢爛，死如秋葉之靜美。

激勵自己的一句話 莫忘初衷，幽谷伴行。

給病家的話 我們等待的奇蹟，不是不藥而癒，而是面對身體的
病痛和死亡的威脅，卻還能走出生命最美的樣子。

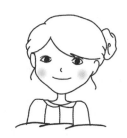

許佩裕 安寧共照護理師
國立臺北護理健康大學護理系
家醫科、安寧病房、胸腔內科加護病房、
燒傷加護病房、安寧共同照護，
總年資 16 年

我認為安寧是 真誠的陪伴與關懷。

激勵自己的一句話 所有的困難和考驗都是你成長的契機。

給病家的話 你可以哭也可以保持沈默，因為你已經忍受太久，
但是當你有需要時，我已經準備好聽你說。

安寧居家

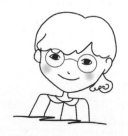

葉惠君 安寧居家護理師
國立臺北護理健康大學護理系
心臟內科、家醫科、安寧病房、安寧共
同照護、居家護理師，總年資 18 年

我認為安寧是 幽谷伴行，是溫暖力量。

激勵自己的一句話 我是黑暗中的鑽石，雖小但很亮。

給病家的話 謝謝你，一直耐心用愛，守護你重要的親人，因
為有你，他的生命才得以圓滿善終。

國家圖書館出版品預行編目 (CIP) 資料

伴，安寧緩和護理札記 / 汪慧玲等作 . -- 第一版 .
-- 臺北市：博思智庫，民 109.03 面；公分
ISBN 978-986-98065-7-2(平裝)

1. 安寧照護 2. 個案護理 3. 文集

419.82507   109000618

GOAL 33

伴，安寧緩和護理札記

總 審 訂｜胡文郁
作 者 群｜汪慧玲、周思婷、姚佩妏、許佩裕、許維方、陳怡安
　　　　　陳姍婷、陳新諭、葉惠君、蘇靖嵐（依姓名筆畫排序）
文字協力｜釋滿祥、陳映如、陳怡安、汪慧玲
封面構思｜周思婷
人物插畫｜蘇靖嵐
校 　 稿｜許維方、姚佩妏、陳新諭

主 　 編｜吳翔逸
執行編輯｜陳映羽
資料協力｜陳瑞玲
美術主任｜蔡雅芬

發 行 人｜黃輝煌
社 　 長｜蕭艷秋
財務顧問｜蕭聰傑
出 版 者｜博思智庫股份有限公司
地 　 址｜104 台北市中山區松江路 206 號 14 樓之 4
電 　 話｜(02) 25623277
傳 　 真｜(02) 25632892

總 代 理｜聯合發行股份有限公司
電 　 話｜(02)29178022
傳 　 真｜(02)29156275

印 　 製｜永光彩色印刷股份有限公司
定 　 價｜320 元
第一版第一刷　西元 2020 年 03 月

ISBN 978-986-98065-7-2
© 2020 Broad Think Tank Print in Taiwan

博思智庫股份有限公司

博思智庫粉絲團　Facebook.com/broadthinktank